Kohlhammer

Die Autorin

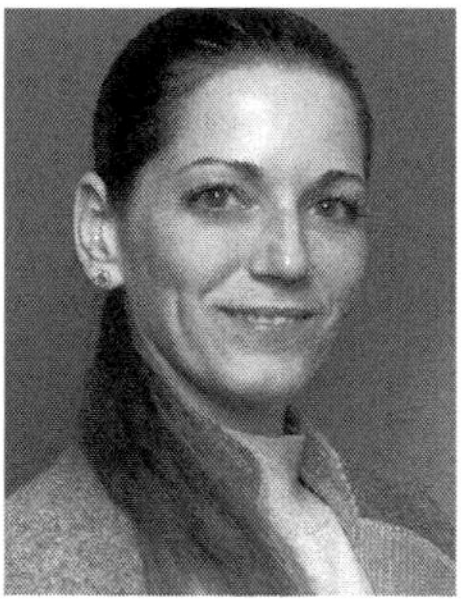

Sabrina Henning ist Erzieherin, Traumapädagogin sowie DBT- und DBT-A-Therapeutin für Sozial- und Pflegeberufe im Katholischen Kinderkrankenhaus Wilhelmstift Hamburg. In ihrer über 20-jährigen Berufstätigkeit in Jugendhilfe sowie Kinder- und Jugendpsychiatrie haben sich Traumafolgestörungen sowie die Borderline Persönlichkeitsstörung als Schwerpunkte herausgebildet. Sabrina Henning engagiert sich seit 2021 auf verschiedenen Ebenen für die Etablierung einer traumainformierten Praxis in Justiz und Polizei und bildet entsprechende Fachkräfte zielgerichtet weiter. Außerdem setzt sie sich seit 2025 im Vorstand des DDBT e. V. ehrenamtlich als Schatzmeisterin ein.

Sabrina Henning

Traumainformierte Versorgung

Systemlogiken verstehen und Betroffene effektiv unterstützen

Verlag W. Kohlhammer

1. Auflage 2026

Gesamtherstellung: W. Kohlhammer GmbH, Heßbrühlstr. 69, 70565 Stuttgart
produktsicherheit@kohlhammer.de

Print:
ISBN 978-3-17-046069-0

E-Book-Formate:
pdf: ISBN 978-3-17-046070-6
epub: ISBN 978-3-17-046071-3

Inhalt

Übersicht über das elektronische Zusatzmaterial

Den Weblink, unter dem die Zusatzmaterialien zum Download verfügbar sind, finden Sie ganz hinten in diesem Buch unter Kap. »Zusatzmaterial zum Download«.

- Interview 13.1: Traumainformiertes Arbeiten in der Schule (Herr Brysinski)
- Interview 13.2: Kinderschutz (Christine Busch)
- Interview 13.3: Therapie und Klinik (Markus Schneider)
- Interview 13.4: Opferschutz (Ulrike Stahlmann-Liebelt)
- Interview 13.5: Das Gerichtsverfahren (Dr. Damla Schenke)
- Aktionsprotokoll
- Liste der organisationsübergreifenden Zusammenarbeit
- Rundgang in der Organisation
- TICS-10

Einleitung

Ich hatte das große Glück, im Jahr 2022 an einem von der EU geförderten Projekt[1] mitzuarbeiten, das sich mit den Verbesserungspotenzialen der institutionellen Versorgung traumatisierter Menschen befassten und einen EU-weiten Austausch von verschiedenen Fachkräften ermöglichte. Dieses Projekt hat seither meine berufliche Ausrichtung maßgeblich beeinflusst. Ich komme regelmäßig in Kontakt mit Fachleuten aus Polizei, Justiz und Kinderschutz und erlebe hier einen wertvollen Austausch, der sich auch auf meine Arbeit mit den betroffenen Kindern und Jugendlichen bereichernd auswirkt. Diese Bereicherung möchte ich mit diesem Buch auch anderen Fachkräften ermöglichen und das Wissen aus den verschiedenen Systemen, allgemeinverständlich in Interviews aufbereitet, zur Verfügung stellen.

In diesem Buch wird durchgehend »traumainformierte Versorgung« bzw. »traumainformierte Institution/Organisation« als Terminus genutzt. Jedes System kann die Inhalte auf den eigenen Arbeitsbereich übertragen und anwenden. Hier können dann unterschiedliche Begrifflichkeiten passender erscheinen, wie z. B. »traumainformiertes Schulwesen« oder »traumainformierte Justiz« bis hin zur »traumainformierten Medizin«. Da traumainformierte Versorgung als Konzept grundsätzlich mehrere Perspektiven berücksichtigen möchte, geht es in diesem Buch sowohl um die Menschen, die in unserem Versorgungs-, Bildungs- und Justizsystem als Nutzende auftauchen, als auch um diejenigen, die in diesen Systemen tätig sind. Obgleich ich bereits seit mehr als 20 Jahren mit Betroffenen arbeite, wurde mir erst durch das EU-Projekt deutlich und spürbar bewusst, wie wichtig eine strukturelle, traumainformierte Sicht über das Gesundheits- und Sozialsystem hinaus ist. Mir wurde klar, dass es für eine Gesellschaft fundamental ist, die zu bewältigenden Aufgaben zwar auf verschiedenen »Schultern« zu verteilen, aber gleichzeitig ein gemeinsames Verständnis, eine gemeinsame Basis zu schaffen, auf welcher positive Synergieeffekte entstehen können und so jedes einzelne System zu einer höheren Effektivität findet.

In Europa erleben Millionen von Menschen Gewalt in ihren unterschiedlichen Formen. Alle diese Menschen sind Teil unserer Gesellschaft und sollen Teilhaben. Um diese Teilhabe zu ermöglichen und institutioneller Re-Traumatisierung entgegenzuwirken, bedarf es komplexer Maßnahmen und umfassend informierter Versorgungssysteme.

---

1 I.N.T.I.T. (INtegrated Trauma Informed Therapy for Child Victims of Violence)

Fachkräfte aus den Bereichen Justiz, Polizei, Kinderschutz, Kinder- und Jugendhilfe, Eingliederungs- und Wohnungslosenhilfe sowie Schule haben ihre jeweiligen, rollenspezifischen Aufträge und werden mit den Folgen von traumatischen Erfahrungen vor dem Hintergrund ihrer eigenen Systemlogik konfrontiert. Um eine funktionierende, systemübergreifende Zusammenarbeit zu ermöglichen, ist es notwendig, alle Sichtweisen zu kennen und anzuerkennen.

Die Arbeit mit Menschen, die Gewalt erfahren haben, liegt nicht nur im Zuständigkeitsbereich von klinischen Fachkräften. Vielmehr leisten alle Fachkräfte einen wichtigen Beitrag. Eine interprofessionelle Zusammenarbeit kann helfen, diese Herausforderungen zu bewältigen und einen objektiveren Blick auf den Einzelfall zu bewahren.

Dieses Buch soll notwendiges Wissen aus der Psychotraumatologie bereitstellen, um Verhaltensweisen unabhängig von der eigenen Systemlogik besser einordnen und verstehen zu können. Darüber hinaus soll der Interviewteil Personen aus möglichst vielen verschiedenen Systemen und Institutionen zu Wort kommen lassen, um den gegenseitigen Austausch zu fördern und die systemspezifischen Abläufe, Aufträge und Grenzen transparenter zu machen.

1 Was ist traumainformierte Versorgung?

Eine traumainformierte Institution ist ein System, das über grundlegendes Wissen zu den Ursachen und den Folgen von Traumatisierungen verfügt. Dabei ist es wichtig, dass sich dieses Wissen auf alle Hierarchieebenen sowie die unterschiedlichen strukturellen Bereiche verteilt. In einem Krankenhaus soll also die Reinigungsfachkraft, die die Zimmer der Betroffenen betritt, ebenso informiert sein wie die Mitarbeitenden am Empfang bis hin zur ärztlichen Leitung. In einer betreuten Wohneinrichtung bezieht sich dies sowohl auf die pädagogischen Fachkräfte, die direkt mit Betroffenen arbeiten, als auch auf die Hauswirtschaftskraft oder die Leitungskräfte, die nur selten vor Ort sind. In einem Gericht weiß nicht nur die vernehmende Richterschaft, wie eine passende Ansprache gelingt, sondern bestenfalls auch die Justizangestellten, die im Eingangsbereich die Betroffenen vor ihrem Termin als erste begrüßen.
Es gibt hier verschiedene Stufen der Traumainformiertheit, die im Weiteren erläutert werden, sodass nicht alle Berufsgruppen über das gleiche Ausmaß, wohl aber über die für ihren Arbeitsalltag relevanten fachlichen Informationen verfügen sollen. Dies ist sinnvoll und hilfreich, da Betroffene ihre Traumafolgen nicht nur im Kontakt mit entsprechendem Fachpersonal zeigen, sondern in jeglicher Interaktion von einem traumainformierten Blick und Verhalten profitieren. Eine traumainformierte Institution fördert das Bewusstsein der Mitarbeitenden dahingehend, dass Traumata und ihre Folgen weit verbreitet sind, erkennt die Anzeichen von Traumata und kann entsprechend reagieren. Entweder indem die entsprechenden Unterstützungen angeboten werden können oder aber der Verweis auf entsprechende Hilfen gelingt. Darüber hinaus wird das Wissen über Traumata in Richtlinien, Arbeitsprozesse und die berufliche Praxis der Mitarbeitenden integriert, um aktiv gegen die Gefahr der Re-Traumatisierung zu wirken.
Im englischsprachigen Original des »Traumainformed-Care«-Ansatzes werden diese Punkte als die »vier R's« zusammengefasst:

1. Realize (realisieren)
2. Recognize (erkennen)
3. Respond (reagieren)
4. Resist Re-traumatisation (Re-Traumatisierung entgegenwirken)

Das Konzept der traumainformierten Versorgung entstand Anfang der 2000er Jahre in den USA. Maxine Harris und Roger Fallot nutzten das vorliegende Wissen zu Traumatherapien und ihre praktischen Erfahrungen in der klinischen Psychologie, um es für ganze Systeme nutzbar zu machen. Sie entwickelten zunächst fünf

Prinzipien der traumainformierten Versorgung. Diesen Gedanken verfolgte die »US Substance Abuse and Mental Health Services Administration (SAMHSA)« weiter. Erste Forschungsarbeiten und Erhebungen wurden von der SAMHSA in den folgenden Jahren finanziert und durchgeführt.

Die Rahmenbedingungen von »Traumainformed Care« wurden auf der Grundlage akademischer Forschung, des Fachwissens von Fachkräften sowie der Expertise von Betroffenen entwickelt. Dazu wurden ca.13.500 Fragebögen verschickt, von denen ca. 9.500 mit ihren Ergebnissen in die Entwicklung einflossen.

Die traumainformierte Versorgung ist dann vom Institut für Trauma und Traumainformierte Versorgung (ITTIC), als Teil des Buffalo Center of Social Research und der Universität für Social Work, weiterentwickelt und durch das Prinzip des Peer Supports ergänzt worden. Im Rahmen dieses so interessanten wie wichtigen Ansatzes geht es darum, der Öffentlichkeit Kenntnisse über individuelle, systemische und historische Traumata zu vermitteln. Die Implementierung traumainformierter Konzepte in verschiedenen Dienstleistungsbereichen ermöglicht das Erkennen von Traumata und die notwendige Vorsorge, um erneute Traumatisierungen von und durch Systeme zu vermeiden. Es nimmt sich damit als Aufgabe nicht weniger an, als einen Klimawandel in der öffentlichen Gesellschaft zu bewirken.

Im Jahr 2012 begann Prof. Dr. Thomas Nochajski seine Forschung in diesem Bereich. Samantha Koury und Sue Green veröffentlichten im Januar 2019 die erste Version ihres »Trauma-Informed Organizational Change«-Manuals als Mittel zur Operationalisierung eines Modells für traumainformierte Organisationskultur.

Seither existiert ein Angebot an Bildung, Schulungen, Beratungen und Evaluation in den USA und zunehmend auch in Europa, an welchem unterschiedliche Professionen aus den Bereichen Gesundheitswesen, Justiz, Bildung und Soziale Dienste zusammenarbeiten, um die Expertise stetig zu erhöhen und die Versorgungssituation kontinuierlich zu verbessern.

2 Warum braucht es traumainformierte Versorgung?

Es geht nicht um ein Randphänomen, welches hier vernachlässigt werden könnte. Denken wir nur einmal an die Coronapandemie – hier sind wir alle betroffen. Ein so einschneidendes, potenziell traumatisches Ereignis globalen Ausmaßes erleben Gesellschaften nur selten und es hinterlässt eine veränderte Welt, die uns alle vor besondere und neue Herausforderungen stellt. Viele haben noch heute mit den Folgen zu kämpfen.

Im Jahr 2024 wurden bis August insgesamt über 160.000 Erstanträge auf ein Asylverfahren gestellt (BAMF, 06.09.2024, bamf.de). Davon ausgehend, dass Menschen, die ihre Heimat verlassen, zu einem großen Anteil nicht freiwillig gehen, sondern weil sie dort potenziell traumatisierenden Bedingungen wie Krieg, Vertreibung, Folter oder sogar der Gefahr der gezielten Ermordung ausgesetzt sind, können wir davon ausgehen, dass viele der Betroffenen, die in unsere Versorgungssysteme kommen, auch entsprechende Symptome zeigen, denen wir dann hier angemessen begegnen müssen.

Aber auch unabhängig von Migration liegt der Anteil der Bevölkerung in Deutschland, der im Laufe des Lebens mit potenziell traumatischen Ereignissen konfrontiert wird, bei 43–88 % (Witt et al., 2019). Außerdem müssen wir bei diesem Thema auch weitere marginalisierte Gruppen berücksichtigen, die von intersektionaler Diskriminierung betroffen sind und dadurch ebenfalls häufig bereits traumatische Erfahrungen gemacht haben und weiterhin machen. Es ist davon auszugehen, dass auch Institutionen, die nicht primär mit dem Thema Trauma befasst sind, wie z. B. Krankenhäuser, oft vor die Herausforderungen gestellt werden, die die Versorgung von Betroffenen mit sich bringen kann.

Nicht zuletzt geht es auch um die Mitarbeitenden der Institutionen selbst. Auch sie können mitunter betroffen sein oder im Zuge ihrer Tätigkeit betroffen werden. Besonders in der Arbeit mit Betroffenen von interpersoneller Gewalt wirken die Erzählungen und gemachten Erfahrungen auf die Menschen, die mit ihnen in Kontakt kommen, besonders stark. Auch die oft gezeigten, herausfordernden Verhaltensweisen von betroffenen Kindern und Jugendlichen bringen einen hohen Anspruch an die fachliche Kompetenz der (nicht immer pädagogisch oder psychologisch ausgebildeten) Fachkräfte mit sich. Hier soll ein traumainformiertes System auch für seine Mitarbeitenden entsprechende Maßnahmen vorhalten und Angebote zur Prävention ermöglichen.

Seit 2017 existiert durch das Bundesteilhabegesetz ein Rechtsanspruch darauf, dass der Staat die Bedingungen schafft, die es braucht, damit alle Menschen gleichermaßen Teilhabe leben, ihre Rechte in Anspruch nehmen und Angebote nutzen können. Tun wir das nicht, konstruieren wir Angebote und etablieren Institutionen, die dieser Pflicht nicht nachkommen, und verlieren dadurch einen wesentlichen Teil unserer Mitmenschen und generieren darüber hinaus mehr Kosten. Weniger Teilhabe bedeutet häufig weniger Entwicklungsfähigkeit und mehr Isolation. Dies sind keine günstigen Bedingungen, um jemanden aus einer Erkrankung (zurück) in die Leistungsfähigkeit zu begleiten oder die Gesundheit zu bewahren. Wir brauchen Strukturen, die Betroffene dort abholen, wo sie stehen, um ihnen eine realistische Chance zu bieten. Insbesondere in Bezug auf Kinder und Jugendliche ist es wichtig, frühzeitig diesen Paradigmenwechsel zu vollziehen, da bei ihnen gerade erst die Grundlage für ihr künftiges Leben und ihre Rolle in der Gesellschaft gelegt wird. In Hinblick auf die statistischen Zahlen können wir davon ausgehen, dass jeder Mensch in Deutschland mehrere Menschen kennt, die derartige Erfahrungen gemacht haben, und wahrscheinlich auch eine Person, die eine daraus resultierende posttraumatische Störung entwickelt hat. Wir sind also alle betroffen – direkt oder indirekt. Denken wir folglich an diese realen Personen, wünschen wir uns sicherlich, dass sie uneingeschränkt teilhaben können und nicht durch strukturelle Faktoren daran gehindert werden. Eine Studie aus dem Jahr 2019 konnte moderate bis hohe Effektstärken des Traumainformierten Ansatzes auf Aspekte, wie Mitarbeitenden- und Nutzendenzufriedenheit, Sicherheitserleben sowie die Gesundheit und Effektivität der Organisation, nachweisen (Hales et al., 2019).

3 Die ACE-Studien

Der Zusammenhang zwischen belastenden Kindheitserfahrungen sowie psychischen und physischen Folgestörungen wird durch die sog. ACE-(Adverse Childhood Experience-)Pyramide verdeutlicht. Die Kumulation belastender Kindheitserfahrungen führt zu deutlich erhöhten negativen psychosozialen und gesundheitlichen Folgen für die Betroffenen. In einer Studie gaben mindestens 43,7 % der Befragten eine belastende Kindheitserfahrung an, von vier oder mehr ACEs berichteten 8,9 % der Befragten der deutschen Studie.

1. Trennung/Scheidung,
2. Suchtmittelmissbrauch im Haushalt
3. emotionale Vernachlässigung
4. körperliche Misshandlung
5. sexuelle Gewalt
6. emotionale Misshandlung
7. Kontakt mit häuslicher Gewalt
8. psychische Krankheit im Haushalt
9. inhaftiertes Haushaltsmitglied

Die Kumulation von ACEs kann laut Studienergebnissen zu:

- Depression,
- Ängstlichkeit,
- Aggressivität,
- eingeschränkter Lebenszufriedenheit sowie
- Krankheit

führen.

Im Extremfall können ACEs auch zu einem frühen Tod führen (Witt et al., 2019).

Mit Blick auf die ► Abb. 3.1 sehen wir, dass ein großer Teil der von ACEs Betroffenen auch neurobiologische Entwicklungsstörungen aufweisen. Diese können von einem veränderten Dopaminsystem (unser Belohnungssystem – entscheidend für unsere Motivation) über Veränderungen im Cortisolsystem (entscheidend beteiligt an Stressregulation) und je nach Schwere und Alter des Menschen während der Erfahrung sogar zu einem verkleinerten Hippocampus führen, was u. a. die Impulskontrolle und die Fähigkeit zur Emotionsregulation maßgeblich beeinflusst.

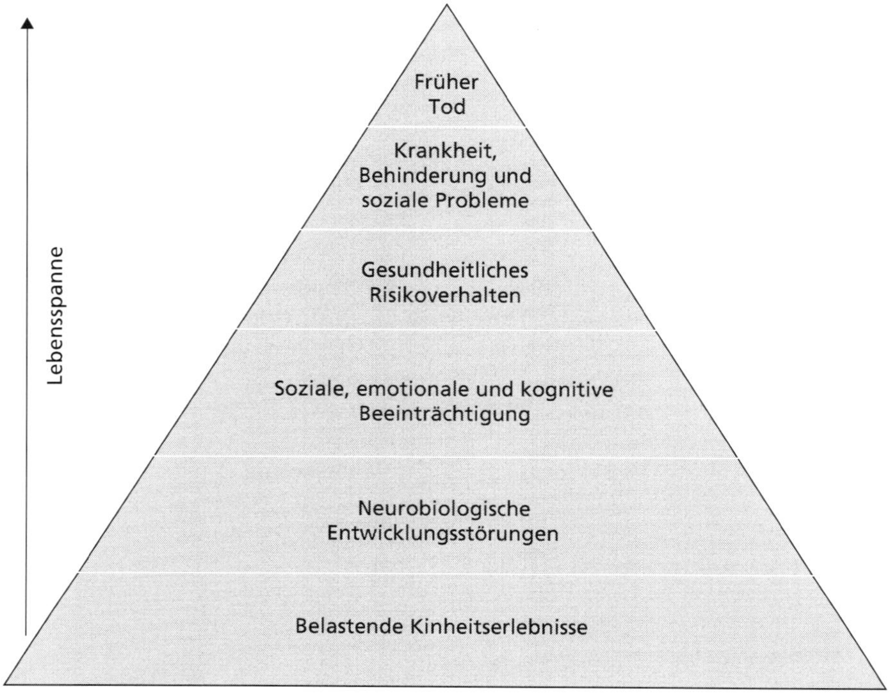

Abb. 3.1: ACE-Pyramide (Centers for Disease Control and Prevention [CDC] & Kaiser Permanente Krankenversicherung, 1998)

Wenn wir uns diese neurobiologischen Veränderungen vergegenwärtigen, ist es nicht verwunderlich, dass ein Großteil der davon betroffenen Personen emotionale, kognitive und in der Folge auch soziale Schwierigkeiten entwickeln. Genau hier kann ein traumainformierter Ansatz aktiv einwirken. Betroffene haben in einem traumainformierten System die Chance positive, soziale Erfahrungen zu machen. Ein traumainformiertes Gegenüber ist in der Lage, ganz anders auf mögliche Dysregulation zu reagieren, erkennt eine Überforderung durch zu viel Stresshormone früher und besser und hat darüber hinaus auch das Wissen, wie mit Menschen in dieser Situation umzugehen ist, um sie effektiv zu unterstützen.

Treffen Betroffene immer wieder auf ein Umfeld, das überfordert ist und entsprechend reagiert, ist die Gefahr einer Re-Traumatisierung groß und die Symptome verstetigen sich. Gesundheitliches Risikoverhalten tritt häufig auf (siehe ▶ Abb. 3.1) und dies führt wiederum zu (chronischen) Krankheiten und bei einem wesentlichen Teil der Betroffenen kann es auch zu einem frühen Tod führen.

Hier wäre der belegte Zusammenhang zwischen Trauma und Diabetes als ein Beispiel zu nennen. Das dysregulierte System traumatisierter Menschen kann durch die chronische Stressbelastung zu einer Veränderung in den hormonellen Reaktionsmustern des Körpers führen. Diese haben einen direkten Einfluss auf die Glukoseverwertung und können so zu einem Diabetes Typ 2 führen (Lukaschek et al.,

2013). Ähnliche gut belegte Zusammenhänge kennen wir von Trauma und einer Vielzahl psychischer und psychosomatischer Erkrankungen (Franz, 2006).

Die jährlichen Traumafolgekosten für das deutsche Gesundheitssystem belaufen sich nach konservativen Schätzungen aus realen Daten der größten deutschen Krankenkasse (Barmer GEK) auf ca. 11 Milliarden Euro. Wobei dies ausschließlich die verursachten Kosten im Gesundheitssystem darstellt und auch nur die direkten Behandlungskosten mit einbezieht, bei denen wir wissen, dass sie ursächlich durch ein Trauma entstanden sind. Denken wir einmal an unsere Sozial- oder Justizsysteme und bezögen noch die weiter gefassten, gesundheitlichen Traumafolgen mit ein, ist zu erwarten, dass die tatsächlichen Kosten um ein Vielfaches höher ausfallen.

Im Jahr 2024 meldete das statistische Bundesamt einen erneuten Höchststand an gemeldeten Kindeswohlgefährdungen mit 72.800 Fällen. Auch langfristig sind die Zahlen alarmierend. In den Jahren von 2012 bis 2022 sind laut statistischem Bundesamt die Kindeswohlgefährdungsmeldungen um 63 % gestiegen; in diesem Zeitraum besonders stark zwischen 2017 und 2020 (jährlich um 9–10 %) (Statistisches Bundesamt, 2023).

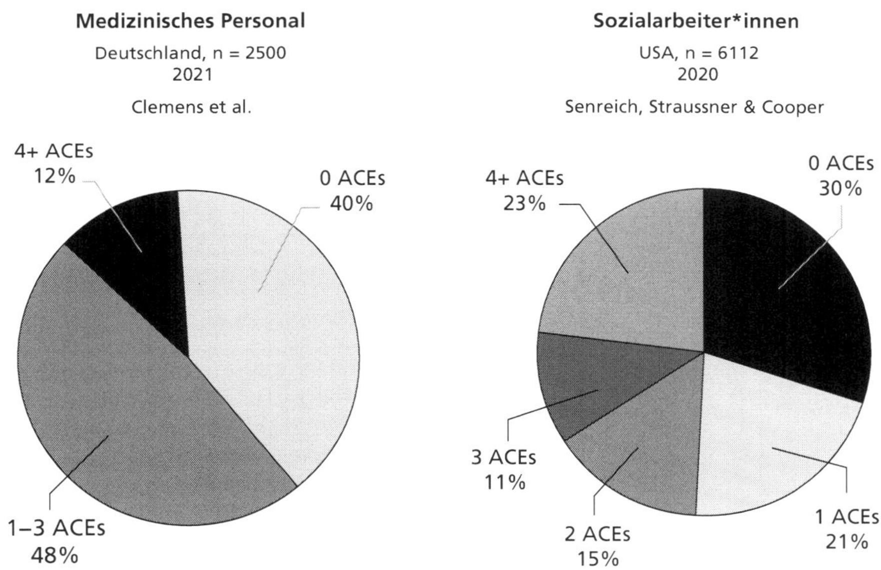

Abb. 3.2: ACE-Prävalenz in sozialen und medizinischen Berufen (Clemens et al., 2021; Steen et al., 2020)

Der Bedarf an traumainformierter Versorgung und die Zahl der Menschen, die eine entsprechende Versorgung benötigen, steigt weiter an. Die betroffenen Kinder und Jugendlichen der vergangenen Jahre werden in unseren Versorgungssystemen betreut und benötigen hier entsprechend aufgestellte Organisationen, um die Folgen der gemachten Erfahrungen abzumildern. In nicht so ferner Zukunft werden sie dann auf unserem Arbeitsmarkt als Arbeitskräfte hoffentlich Bedingungen vorfinden, die es ihnen ermöglichen, ihre Stärken einzusetzen und ihre Arbeitskraft auch langfristig zu erhalten. Welche Bedingungen das sein können, wird im Folgenden beschrieben.

Spätestens hier wird deutlich, dass die Trennung zwischen Betroffenen und Mitarbeitenden sehr viel unschärfer, wenn nicht unmöglich und auch unnötig ist, als es im ersten Moment eventuell anmutet. Eine deutsche wie auch eine amerikanische Studie haben sich ausführlich mit der Frage beschäftigt, wie viele Menschen in sozialen und medizinischen Berufen von ACEs betroffen sind. Auf der folgenden Grafik (► Abb. 3.2) sehen wir, dass wir es sogar mit einem höheren Anteil an Betroffenen zu tun haben als ausgehend von der Gesamtbevölkerung.

4 Die vier Stufen traumainformierter Versorgung

Traumainformierte Versorgung kann als Mustervorlage für die Betreuung von Betroffenen und die Gestaltung eines gesundheitsfördernden Arbeitsplatzes betrachtet werden, wobei das gesamte System als Interventionsinstrument genutzt wird, geleitet von der Frage: »Was brauchst du, um deine Entwicklung und Genesung zu unterstützen?«.

4.1 Traumabewusstsein

Zuerst geht es darum, ein Bewusstsein bei sich selbst zu schaffen: Wissen über das Vorhandensein von Traumata sowie der verschiedenen Arten von Traumatisierungen; ein Gewahrwerden der möglichen Auswirkungen auf Einzelne und ganze Gruppen oder Gesellschaften, wie auch der Möglichkeiten auf diese zu reagieren. Eine traumainformierte Institution schafft bei Mitarbeitenden eine Grundhaltung, die es ermöglicht, mit Empathie und Mitgefühl auf mögliche Verhaltensweisen, die aus einem Trauma resultieren, zu reagieren. Auf dieser Stufe geht es vor allem um eine innere Haltung, ein Verstehen. Dies bedarf Fortbildungen und Schulungen von Mitarbeitenden sowie einer Haltung, die diese Veränderung des Klimas innerhalb einer Organisation nicht nur ermöglicht, sondern vielmehr erwartet.

Mitarbeitende wissen z. B. um besondere Herausforderungen, die marginalisierte Gruppen oder Menschen in hochbelasteten Momenten zu bewältigen haben, und reagieren auf diese besonders sensibel. Eine inklusive, barrierefreie, gewalt- und rassismusfreie Sprache gehören hier zu den Grundlagen. Darüber hinaus ermöglicht das Wissen um diese Herausforderungen ausgeglichenere Reaktionen, wenn Menschen aufgrund ihrer bereits gemachten Erfahrungen im Kontakt impulsiv oder mit Widerstand reagieren. Ein Mensch, der z. B. nicht mit in einen geschlossenen Raum gehen möchte, wird empathisch dort »abgeholt, wo er steht«, und erfährt Verständnis für seine Position.

4.2 Traumainformiertes Handeln

Auf dieser Stufe werden die Prinzipien von traumainformierter Versorgung auf der Handlungsebene realisiert (▶ Kap. 8). Das theoretische Wissen in diesem Buch wird also in praktisches, konkretes Handeln umgesetzt. Abläufe und Handlungsanweisungen werden durch die Brille des »Traumawissens« betrachtet und wenn nötig auch angepasst, um Re-Traumatisierungen vorzubeugen. Systeme beginnen sich mehr den Bedürfnissen der Nutzenden anzupassen als zu erwarten, dass sich alle Nutzenden dem System unterordnen (Koury et al., 2023). Dadurch wird auch der Gefahr der Re-Traumatisierung vorgebeugt. Dies erfordert einen kontinuierlichen Prozess der Selbstwahrnehmung, Selbstregulation und Selbstreflektion. Um diese Aufgabe als Institution zu bewältigen, bedarf es entsprechender Strukturen, die diese Kompetenzen aktiv fördern und begünstigen.

Hier könnten Institutionen z. B. ihre räumlichen Gegebenheiten dahingehend überprüfen, ob sie für die Nutzenden auch angemessen ausgestattet und gestaltet sind. Haben die Stühle in den Wartebereichen ausreichend Abstand? Besteht die Möglichkeit, den Sitzplatz selbst zu bestimmen oder sind Stühle z. B. fest installiert und somit nicht flexibel? Auf dieser Stufe können viele Dinge durch sogenannte »SOPs« (Standardarbeitsanweisungen) organisiert werden. Das heißt, es werden Strukturen und Abläufe als festes Prozedere etabliert, sodass die Nutzenden an jedem Tag, unabhängig davon, wer die Organisation vertritt, die gleichen Bedingungen vorfinden. In Behörden können wir Anzeigetafeln verwenden, die uns anzeigen, welche Nummer gerade an der Reihe ist, und uns damit einen ungefähren Hinweis geben, wie lange es noch dauert, bis wir dran sind. In anderen Einrichtungen können eventuell gemeinsame Absprachen zu einem einheitlichen, transparenten Vorgehen führen. Bei uns im Krankenhaus werden bspw. Schilder mit dem Vermerk »Bitte nicht stören« genutzt, die bei Gesprächen von außen an die Tür gehängt werden, um plötzliche Störungen zu vermeiden, die ggf. stark verunsichern und den Prozess im Gespräch erheblich beeinträchtigen können.

4.3 Traumasensibles Handeln

Traumasensibles Handeln möchte im Kontakt mit Betroffenen einen möglichst großen Kontrast zur ursprünglich traumatisierenden Situation schaffen. Dies gelingt Institutionen durch ein hohes Maß an Transparenz, die strukturierte Bereitstellung wichtiger Informationen und ein möglichst hohes Maß an Mitwirkungsmöglichkeiten aller Beteiligten in einem Prozess. So werden Vorgänge auf Traumasensibilität überprüft und optimiert. Als Reaktion auf das erlangte bzw. vorhandene Wissen richtet sich die traumainformierte Institution in ihren Prinzipien traumainformiert aus und bezieht diese auf alle Funktionsbereiche, einschließlich Personal, Leitung, Richtlinien, Handbücher und Organisationskultur

(Koury et al., 2023). Es werden konkrete Anpassungen in der räumlichen Gestaltung sowie in Abläufen und formalen Strukturen vorgenommen, um sensibler auf mögliche Traumata zu reagieren. Hier seien die Mitarbeitenden explizit ebenfalls erwähnt und einbezogen. Ein traumasensibler Umgang mit Krisen oder besonders stressreichen Ereignissen innerhalb der Institution kann vor dem Hintergrund der bereits benannten Prävalenz in einer Mehrheitsgesellschaft von großer Bedeutung sein, auch für das Unternehmen selbst.

Hier geht der Anspruch über standardisierte Vorgehensweisen und Absprachen hinaus. Wer traumasensibel handelt, ist in der Lage situativ und flexibel zu reagieren. Die bereits als traumainformiert gelabelten Schilder an den Türen würden auf dieser Stufe nicht einfach bei jedem Gespräch auch genutzt werden. Wer traumasensibel handelt, weiß, dass es von Mensch zu Mensch unterschiedlich sein kann, wie etwas empfunden wird. Während eine Person Störungen als maximal irritierend empfindet, hat eine andere Person vielmehr ein Gefühl von Isolation, wenn so ein Schild ungefragt an die Tür gehängt wird. Wir fragen also, wenn wir traumasensibel handeln, wie es gewünscht wird, damit die Person, die es betrifft, nicht das Gefühl hat, hinter dieser Tür könnte alles geschehen und niemand bekäme etwas davon mit. Diese Stufe fordert von den Fachkräften also nicht nur Wissen, eine gewisse Struktur und die Rahmenbedingungen innerhalb der Organisation, sondern auch Handlungskompetenz, die individuell genutzt wird.

4.4 Traumaspezifisches Handeln

Traumaspezifisches Handeln bezieht sich auf gezielte Interventionen bei Auftreten von Symptomen, um diese zu lindern und Betroffene dabei zu unterstützen, wieder mehr Kontrolle über ihren Alltag zu erlangen. Diese Interventionen finden nahezu ausschließlich in speziellen, therapeutischen und pädagogischen Kontexten Anwendung, können aber auch in anderen Bereichen von großer Bedeutung sein. Wenn es in einem Strafverfahren darum geht, eine detaillierte Aussage zu bekommen, kann es z. B. von Vorteil sein, wenn die Fachkräfte wissen, wie sie helfen können, Dissoziationen zu unterbrechen (▶ Kap. 6.1).

5 Was ist ein Trauma?

Es existieren viele verschiedene Definitionen des Begriffs »Trauma«. Je nachdem, welche Herangehensweise gewählt wird, ergeben sich unterschiedliche Formulierungen. So wird ein Trauma in der Medizin gemeinhin als eine durch »Gewalteinwirkung entstandene Verletzung des Organismus« definiert.

In der »International Classification of Diseases« (ICD-11) wird ein Trauma als ein Ereignis definiert, welches »extrem bedrohlich oder schrecklich« ist.

Eine weitere mögliche Beschreibung wäre folgende: »Ein psychisches Trauma ist ein vitales Diskrepanzerlebnis zwischen bedrohlichen Situationsfaktoren und individuellen Bewältigungsmöglichkeiten, das mit Gefühlen von Hilflosigkeit und schutzloser Preisgabe einhergeht und so eine dauerhafte Erschütterung von Selbst- und Weltverständnis bewirkt« (Fischer & Riedesser, 2009, S. 84).

Die letzte Definition bezieht auch die individuellen Faktoren mit ein. Schließlich können wir nicht davon ausgehen, dass die gleichen Erfahrungen bei allen Menschen gleichermaßen zu Traumafolgen führen oder umgekehrt, keine Symptome in der Folge entstehen. Hier spielen viele individuelle Einflüsse eine Rolle, auf die in diesem Buch noch eingegangen wird.

Wichtig ist herauszustellen, dass nicht das Ereignis das Trauma ist. Ein Ereignis kann potenziell traumatisch sein, bleibt aber zunächst eine Erfahrung. Erst wenn sich daraus Symptome entwickeln und diese nach ca. vier Wochen nicht wieder abklingen, wäre es aus klinischer Sicht ein Trauma.

5.1 Welche Arten der Traumatisierung gibt es?

Ein Monotrauma ist ein einmaliges Ereignis mit Anfang und Ende (z. B. Autounfall, Naturkatastrophe, medizinischer Eingriff, Tod eines geliebten Menschen oder der Biss eines Tieres).

Ein chronisches oder sequenzielles Trauma ist eine Art von Traumatisierung, die der Mensch über einen längeren Zeitraum hinweg erlebt. Vernachlässigung ist eine Form chronischer Traumatisierung, die wir oft übersehen. Vernachlässigung hat keine sichtbaren Zeichen oder greifbaren Erinnerungen und ist daher schwieriger zu erkennen. Vernachlässigung wird definiert als das Versäumnis, für die Grundbedürfnisse eines Kindes zu sorgen.

Ein komplexes Trauma hat drei Hauptmerkmale: Es geschieht in einem frühen Alter, über einen längeren Zeitraum und wird von einer Person verursacht, von der der Mensch für sein Überleben und seine Sicherheit abhängig ist. Außerdem ist oft das Entkommen aus dieser Situation sehr schwer bis unmöglich. Beispiele für diese Art der Traumatisierung können z. B. wiederholte sexuell Gewalt, Folter oder auch Völkermordkampagnen sein.

Über diese klinische Einteilung hinaus können aber auch Geschehnisse, die diese Definitionen nicht treffen, zu beeinträchtigenden Folgen führen. Wie bereits erwähnt steht das, was wir erleben, stets im Verhältnis zu unseren Bewältigungsstrategien. Werden diese überfordert, können auch (im Allgemeinen) weniger schwerwiegende Ereignisse zu Beeinträchtigungen führen, die sich im Laufe unseres Lebens auswirken. Auch in diesen Fällen kann ein traumainformierter Ansatz von großer Bedeutung sein, um es den betroffenen Menschen (und das sind sehr viele, wie wir bereits wissen) zu ermöglichen, trotz ihrer Erfahrungen ein funktionales Leben zu führen, in welchem sie an allen gesellschaftlichen Aspekten teilhaben und allem voran ein erfolgreiches Berufsleben gestalten können. Da der Ansatz der traumainformierten Versorgung sich nicht nur auf klinisch diagnostizierte Krankheitsbilder, wie die Posttraumatische Belastungsstörung (PTBS), bezieht, wird hier auch nicht ausschließlich eine der klinischen Definitionen genutzt, sondern ein breiter gefasster Blick auf die Auswirkungen von belastenden Lebensereignissen und ihren möglichen Auswirkungen.

6 Symptome von Traumafolgestörungen

Die bis zum ▶ Kap. 6.5 beschriebenen Symptome sind klinisch definierte Symptome einer PTBS. Nach potenziell traumatischen Ereignissen können sie auch einzeln auftreten. Für die Diagnose einer PTBS wären Variationen aller dieser Symptome nötig. Vielfältige andere Symptome können ebenfalls auftreten, zudem können sich andere Krankheitsbilder entwickeln, die sich auch als Folge der ab ▶ Kap. 6.6 beschriebenen Veränderungen im menschlichen Organismus erklären lassen können. Die Informationen aus diesem Kapitel sind teilweise aus dem Ratgeber »Posttraumatische Belastungsstörungen verstehen« (Henning, 2025) übernommen. Für weiterführende Informationen zu diesem Bereich können Sie den Ratgeber beim Kohlhammer Verlag erwerben.[2]

6.1 Dissoziationen

Hierbei handelt es sich um eine sich verselbständigte Überlebensstrategie. Sie ist eine Schutzfunktion der menschlichen Psyche und in bestimmten Situationen unverzichtbar. Während traumatisierender Erfahrungen sorgen Dissoziationen dafür, dass der Mensch nicht das volle Ausmaß des Schmerzes wahrnimmt, emotional wie körperlich. In der Folge kann es zu sogenannten dissoziativen Zuständen kommen, ausgelöst durch sogenannte »Trigger«. Diese Zustände sind gekennzeichnet durch die Fokussierung auf einen inneren oder äußeren Reiz, der als sehr belastend oder bedrohlich erlebt wird. Dabei verliert der Mensch vorübergehend die Fähigkeit, auf äußere Einflüsse angemessen und gesteuert zu reagieren. Der Verlust oder die Veränderung einer inneren oder nach außen gerichteten Wahrnehmung führt dazu, dass Reize verkannt werden können. Eine freundlich gemeinte Berührung an der Schulter kann in diesen Situationen z. B. als Schlag wahrgenommen werden oder die Berührung wird an einer anderen Körperstelle verortet. In einer Dissoziation wirken Betroffene oft wie erstarrt; es gibt aber auch Formen, in denen sie von außen oft unauffällig erscheinen, vermeintlich gesteuert reagieren, sich aber häufig wie im »Autopilot« fühlen. Erinnerungen an diese zeitlichen Abschnitte können eingetrübt oder schwer zugänglich sein.

---

2 Henning, S. (2025). *Posttraumatische Belastungsstörungen verstehen.* Kohlhammer. Link zum Webshop: http://www.kohlhammer.de/go.php?isbn=978-3-17-045548-1

6.2 Hyperarousal (Übererregung)

Hyperarousal ist eine durch einen Trigger ausgelöste Übererregung, die bis zum Kontrollverlust führen kann. Menschen mit traumatischen Erfahrungen sind häufig auf Flucht oder Kampf eingestellt, manchmal sogar fast durchgehend. Dieser Zustand ist in der traumatischen Situation ausgelöst worden und klingt bei Betroffenen oft nicht mehr ab. Grundsätzlich ist das sinnvoll, da dieser Zustand zu körperlichen Höchstleistungen befähigt, was in einer bedrohlichen Situation mitunter entscheidend sein kann. Hält dieser Zustand dauerhaft an, führt er oft zu weiteren Problemen wie Schlafstörungen, intensiven Reaktionen auf kleine Reize oder zwischenmenschlichen Probleme.

6.3 Hypervigilanz (erhöhte Wachsamkeit)

Mit dem Hyperarousal einher geht oft die Hypervigilanz. Wenn unser Gehirn in einem Zustand der Übererregung ist, wird es auch all unsere Sinne übermäßig stark aktivieren, damit wir mögliche Gefahren auch rechtzeitig erkennen. Dies führt zu erhöhter Schreckhaftigkeit durch Geräusche, Sensibilität gegenüber Gerüchen, Lichteinflüssen oder grellen Farben oder auch taktilen Reizen.

6.4 Albträume

Unverarbeitete Erfahrungen zeigen sich bei vielen Menschen als Träume. Wir verarbeiten unsere Erlebnisse des Tages im sogenannten REM-Schlaf. Traumabetroffene erleben häufig wiederkehrende Albträume mit expliziten oder impliziten, auf ihr Trauma bezogenen, Inhalten.

6.5 Aktives Vermeidungsverhalten

Menschen meiden häufig nach einem Trauma alles, was mit diesem zu tun hat. Dies schließt Orte mit ein, aber auch Gedanken daran, oder sie vermeiden alles, was ein ähnliches Körpergefühl auslöst. So kann z. B. eine Person, die durch sexuelle Gewalt traumatisiert ist, vermeiden Sport zu treiben. Sport erhöht die Herzfrequenz, lässt uns schwitzen und die Muskeln spannen sich an. Alle diese Körpersensationen können unter Umständen dem ähneln, was die Person während der traumatisierenden Situation an Körperreaktionen wahrgenommen hat. In der Folge vermeidet die Person diese Empfindungen nun, weil sie stark mit dem Trauma assoziiert sind.

6.6 Neurophysiologische Veränderungen durch Traumatisierung

Anhaltende Traumatisierungen während sensibler Entwicklungsphasen greifen vermutlich in Reifungsprozesse ein und verändern dadurch langfristig die Funktionsweise neurobiologischer Systeme (Heim & Binder, 2012).

Das heißt, ein Trauma kann tiefgreifende Auswirkungen auf das Gehirn haben und zu erheblichen neurophysiologischen Veränderungen führen. Wenn eine Person ein traumatisches Ereignis erlebt, werden Reaktionsmechanismen des Gehirns aktiviert und eine Reihe physiologischer und biochemischer Prozesse ausgelöst.

Wenn wir uns ein potenziell traumatisches Ereignis vorstellen, macht es durchaus Sinn, dass unser Gehirn dafür sorgt, dass wir uns entweder verteidigen oder flüchten können. Dazu werden Neurotransmitter freigesetzt, die dazu führen, dass unser Körper und somit unsere Muskulatur besser durchblutet wird, damit wir stärker und schneller sind. Die Herzfrequenz steigt an, damit wir mehr Sauerstoff im System zur Verfügung haben, um möglichst lange durchzuhalten. Unsere kognitiven Prozesse werden »runtergefahren«, weil Nachdenken zu viel Zeit kosten würde, während wir motorisch und physiologisch auf Höchstleistung eingestellt werden und unser Schmerzempfinden reduziert wird. Sollten Kampf und Flucht nicht möglich sein, weil eventuell das Weglaufen (wie bei einem Hund) die Gefahr noch steigern würde und Kämpfen (gegen einen Hund) nicht besonders große Aussicht auf Erfolg mit sich bringt, gibt es noch ein weiteres Reaktionsmuster: die Erstarrung. Bei der Erstarrung »rechnet« sich unser Gehirn die größten Chancen zum Überleben aus, indem wir stillhalten. Hierbei werden allerdings trotzdem die genannten körperlichen Aktivierungen vollzogen, nur durch den sogenannten Parasympathikus in unserem Gehirn dann wieder gehemmt. Wir stehen also ganz still, lassen den Hund schnüffeln, obwohl in uns alles auf Kampf oder Flucht ausgerichtet ist. Dies ist ein Mechanismus, den wir mit den meisten Säugetieren teilen.

Einer der wichtigsten von Traumata betroffenen Bereiche im Gehirn ist die Amygdala, die eine entscheidende Rolle bei der emotionalen Verarbeitung und dem Erlernen von Ängsten spielt. Sie befindet sich im Stammhirn, dem ältesten Teil des menschlichen Gehirns. Ihre Reaktionen dienen vor allem der Beantwortung von Emotionen, sowie der Arterhaltung. Zu diesem Zweck speichert sie besondere Ereignisse als Mustervorlage ab, um in ähnlichen Situationen ebenso zu reagieren und so das Überleben zu sichern. Als Reaktion auf eine Bedrohung wird die Amygdala hyperaktiv, was zu Angstreaktionen und erhöhter emotionaler Erregung führt. Je höher unsere emotionale Erregung in einer Situation ist, desto besser wird sie in unserem »Lernprozessor« abgespeichert. Daher sind potenziell traumatische Erfahrungen und ihre Reaktionen oft so fest gespeichert, dass sie auch im Alltag schnell ausgelöst werden können, obwohl evtl. gar keine Bedrohung besteht.

Bei vielen Betroffenen mit traumatischen Erfahrungen zeigen sich diese Zustände auch durch Aggressionen, da sie sich bedroht fühlen und der Teil des Gehirns, der ihnen signalisieren könnte, dass dem nicht so ist, gerade nicht verfügbar ist. In so einem Fall ist es wichtig den Betroffenen zu signalisieren, dass man ihnen dabei helfen möchte sich zu beruhigen, bevor man mit bewertenden Aussagen, wie »Du benimmst dich unmöglich« oder »Reg dich ab«, die Situation für die Betroffenen noch schwieriger macht.

Dieser erhöhte Erregungszustand kann einerseits noch lange nach dem Ende des traumatischen Ereignisses anhalten und zu Symptomen von Angst und erhöhter Wachsamkeit beitragen. Andererseits kann dieser Erregungszustand mit all seinen Reaktionen auch durch, in der Gegenwart harmlose, Auslöser (Trigger) hervorgerufen werden, was oft inadäquate Reaktionen bezogen auf die tatsächliche Situation zur Folge hat. Diesen Zustand nennt man, unabhängig davon, ob er in konkreter Gefahr oder im Alltag durch Trigger ausgelöst wird, Hyperarousal (► Kap. 6.2).

Darüber hinaus kann ein traumatisches Erlebnis Auswirkungen auf den präfrontalen Kortex haben, den Teil des Gehirns, der für Funktionen wie Entscheidungsfindung, Impulskontrolle und emotionale Regulierung verantwortlich ist. Studien haben gezeigt, dass ein Trauma zu einer verminderten Aktivität im präfrontalen Kortex führen kann, wodurch dessen Fähigkeit, emotionale Reaktionen zu regulieren, beeinträchtigt wird. Dies kann, wie bereits erwähnt, zu Schwierigkeiten bei der Kontrolle von Emotionen, erhöhter Impulsivität und beeinträchtigtem Urteilsvermögen führen.

Auch dies ergibt bei genauerer Betrachtung im Hinblick auf die traumatische Situation Sinn. Wenn die betroffene Person in der Situation erst noch drei Mal über die möglichen Reaktionen nachdenkt, das Für und Wider abwägt und sehr bedacht reagiert, könnte es zu spät sein. Wir reagieren impulsiv ohne rationale Abwägung. Leider hält auch dieses Reaktionsmuster in Fällen von komplexer (also wiederholter) Traumatisierung oft dauerhaft an, sodass Betroffene auch im Alltag impulsiv sind und ihre Emotionen schwer regulieren können.

6.6.1 Potenziell traumatische Ereignisse und Cortisol

Die durch Traumata verursachten neurophysiologischen Veränderungen beschränken sich nicht nur auf diese Hirnregionen. Vor allem frühe Traumatisierung kann sich auch auf die Stressachse in unserem Gehirn auswirken, die für die Regulierung der Stressreaktion des Körpers verantwortlich ist. Bei traumatisierten Menschen kann dieses System fehlreguliert sein, was zu abnormalen Cortisolspiegeln und Veränderungen bei der Freisetzung von Stresshormonen führt. Während Cortisol unter anderem die Aufgabe hat, die nötigen Energiereserven zur Verfügung zu stellen, um die Bewältigung einer Stresssituation zu ermöglichen, ist diese bei vielen Betroffenen von PTBS überschießend, bei anderen bleibt diese Freisetzung deutlich unter den Normwerten. Das heißt allerdings nicht, dass diese Personen keinen Stress empfinden. Das Gegenteil scheint eher der Fall zu sein. Eine Person mit nicht verarbeitetem Trauma nimmt Stress in sozialen Stresssituationen intensiv wahr, unterscheidet sich aber von Personen ohne Traumafolgestörung stark in der Cortisolkonzentration (Pierrehumbert et al., 2009). Diese Fehlregulation kann Stimmungsveränderungen oder auch Schlafstörungen zur Folge haben.

»Eine erhöhte Reizbarkeit tritt in der Folge dieser Dysregulation bei vielen Betroffenen auf und verursacht oft zwischenmenschliche Schwierigkeiten, die wiederum Stress verursachen. Außerdem beeinflusst eine verringerte Cortisolfreisetzung, wie der Körper auf spätere Traumatisierungen reagiert.« (Roth & Strüber, 2016, S. 143)

Auffällig ist, dass die Cortisolspiegel von Betroffenen in Untersuchungen häufig morgens einen erniedrigten Wert zeigten und im weiteren Tagesverlauf erhöhte Spiegel messbar waren. Es scheint so, als würde das Cortisolsystem mitunter grundsätzlich aus dem Takt geraten. Normalerweise wird Cortisol, ausgelöst vom Hypothalamus, über eine Kaskade an Reaktionen in unserem System zunächst in unserer Nebenniere gebildet und freigesetzt. Kommt das Cortisol dann über unser Blut wieder im Hypothalamus an, bindet es sich an die passenden Rezeptoren und bremst damit seine eigene Produktion. Somit kann sich der Cortisolspiegel wieder normalisieren und der Mensch entspannt wieder. Bei Menschen mit Traumafolgestörungen scheint die Anzahl von passenden Rezeptoren verringert zu sein. Das Cortisol verbleibt im System und kann nicht abgebaut werden. Es ist vergleichbar mit dem Kinderspiel »Reise nach Jerusalem«, bei dem nicht alle Teilnehmenden einen Sitzplatz erhalten, weil zu wenige Stühle vorhanden sind. Das Cortisol, welches keinen Rezeptor findet, bleibt im Blut und zeigt weiter seine Wirkung.

Darüber hinaus spielt Cortisol eine wichtige Rolle bei der Bildung von Erinnerungen. Bei traumatischen Ereignissen bleibt allerdings häufig die sogenannte Cortisolantwort aus. Das heißt, der eigentlich zu erwartende erhöhte Spiegel dieses Stresshormons ist nicht vorhanden. Die Ereignisse werden ggf. fehlerhaft, verzerrt oder nicht abrufbar gespeichert.

Da bei Betroffenen die fehlende Cortisolantwort auch weit nach den traumatischen Erfahrungen fortbestehen kann, können Konzentrations- und Gedächtnisstörungen im Rahmen einer Traumafolgestörung auftreten.

Es gibt bereits Ansätze, dieser Fehlregulation entgegenzuwirken. So wird in der S3-Behandlungsleitlinie für ärztliches Fachpersonal z. B. die Möglichkeit einer Gabe von Hydrocortison (eine synthetische Form des körpereigenen Cortisols) während der Behandlung benannt, da diese zu einer Erhöhung des Cortisolspiegels bei Betroffenen führt. Dieser erhöhte Cortisolspiegel hemmt den Abruf alter Gedächnisinhalte und fördert die Bildung von neuen. So sollen in der Therapie erlernte Inhalte, die nicht angstbesetzt sind, besser erinnert und verinnerlicht werden.

Bei einmaligen Ereignissen, wie z. B. einem Unfall, wurde Betroffenen hochdosiert Hydrocortison verabreicht, um die ausbleibende Cortisolantwort künstlich herbeizuführen, was scheinbar das Auftreten einer Traumafolgestörung verhindern kann. Allerdings ist es aufgrund der komplexen Faktoren bei der Entstehung einer Traumafolgestörung schwer zu sagen, ob die mit Hydrocortison behandelten Personen ohne diese Behandlung eine PTBS entwickelt hätten. Die vorliegenden Ergebnisse in diesem Zusammenhang sind so weit vielversprechend, bedürfen allerdings noch weiterführender Studien, um hier zu einer klaren Empfehlung zu kommen (Schäfer et al., 2019).

6.6.2 Traumatisierung, Dopamin und Serotonin

Die Veränderungen im Dopaminsystem nach traumatischen Erfahrungen können sehr vielfältig und unterschiedlich sein. »Dopamin ist das Hormon in unserem Organismus, das dafür sorgt, dass wir uns beim Betrachten eines leckeren Stück Kuchens bereits darauf freuen es zu essen. Das nennt man Belohnungserwartung.« (Roth & Strüber 2016, S. 97)

Aus Erfahrung wissen wir, wie es sich anfühlen wird, unseren Lieblingskuchen zu essen, und allein das löst in unserem Gehirn eine Reihe an Reaktionen aus, die dazu führen, dass wir uns gut fühlen. Dieses Gefühl nennen wir »Vorfreude«. Müssen wir den Kuchen erst noch backen, fällt die Belohnungserwartung zunächst geringer aus, steigt aber im Verlauf der Zubereitung an, bis wir ihn endlich essen. Gleiches passiert bei Menschen, die eine wichtige Aufgabe übernehmen, die sie sich gleichzeitig auch zutrauen. Dopamin lässt uns durchhalten, auch wenn es zeitweise hohe Anstrengung braucht. Fehlt das Zutrauen in die eigenen Fähigkeiten oder entspricht die Aufgabe einfach nicht den Kompetenzen der betreffenden Person, tritt anstelle der Belohnungserwartung eine Art Versagenserwartung und wir fühlen uns nicht gut und lehnen die Aufgabe wahrscheinlich ab. Auf den Kuchen bezogen bedeutet das: Wenn ich glaube, dass der Kuchen nicht schmeckt, wenn ich ihn backe, weil ich glaube nicht backen zu können, ist die Belohnungserwartung (verständlicherweise) gering.

Bei Menschen, die traumatische Erfahrungen gemacht haben, – vor allem bei denjenigen, die über einen längeren Zeitraum oder verschiedene solcher Erlebnisse hatten, – ist diese Belohnungserwartung manchmal nicht mehr so ausgeprägt, dass sie ausreichend Antriebskraft erzeugt. Ihr Gehirn hat diesen Mechanismus, der uns zum Handeln antreiben soll, verändert, weil er so oft unbeantwortet blieb oder sogar bestraft wurde. Hier gibt es zahlreiche Möglichkeiten, wie das Gehirn eines Menschen auf derartige Umweltbedingungen reagiert.

Es kann sein, dass der Teil des Gehirns, der dafür zuständig ist (das sind je nach Situation verschiedene Areale des Mittel- und Vorderhirns), das Signal für die Belohnungserwartung überhaupt nicht mehr sendet. Dieser Mensch hat also keine Belohnungserwartung. Er wird wenig Anstrengungsbereitschaft zeigen. Ich habe bereits viele Betroffene kennengelernt, die in ihrer Geschichte Vernachlässigung erlebt haben. Oft hatten diese Personen Probleme damit, z. B. ihr Zimmer aufzuräumen oder Termine wahrzunehmen. Sie wirkten oft angestrengt und erschöpft und hatten auch nur wenig oder gar keine Freude daran, Leistung zu erbringen. So ist das, wenn man glaubt den Kuchen sowieso nicht zu bekommen. Irgendwann hört man auf, sich darauf zu freuen. Untersuchungen zeigen, dass Menschen, die wenig Anstrengungsbereitschaft aufweisen, oft einen Dopaminüberschuss in der Insula aufweisen

Gleichzeitig kann es dabei in anderen Bereichen des Gehirns zu Dopaminmangel kommen. Dieser kann entweder grundsätzlich zu niedrig sein oder die Reaktion auf in Aussicht gestellte Belohnungen bleibt aus oder fällt gering aus. Manchmal ist auch beides der Fall. Das führt zu weiteren Verhaltensweisen, die wir als Außenstehende beobachten können, wie z.B. Ungeduld. Hier könnte man sagen, die betreffende Person hat großen Appetit auf den Kuchen und erwartet auch, dass er schmeckt. Da die Person aber lange keinen Kuchen mehr gegessen hat, ist sie besonders ungeduldig.

Impulsivität ist etwas, was wir häufig bei Betroffenen beobachten. Dieses Verhalten bringt nicht selten große soziale Schwierigkeiten für die Betroffenen und deren Umwelt mit sich. Forscher der Vanderbilt University in Nashville (US-Bundesstaat Tennessee) fanden in bestimmten Hirnarealen von Probanden, die als »impulsiv« eingestuft wurden, deutlich größere Mengen des Neurotransmitters als bei Probanden, die weniger impulsives Verhalten zeigten (Buckholtz et al., 2010, S. 532).

Nun verwundert dies im ersten Moment, da wir ja bereits die möglichen Auswirkungen eines erhöhten Dopaminspiegels beschrieben haben. Allerdings kommt es immer darauf an, in welchem Hirnareal dies auftritt, wie ausgeprägt der Überschuss ist und andere Neurotransmitter spielen hier natürlich auch immer wieder eine wichtige Rolle. Ein weiterer Faktor sind aber auch die Rezeptoren im Gehirn, also die Stellen im Gehirn, an denen die Neurotransmitter für uns auch brauchbar und verwertbar werden. Die als »impulsiv« bewerteten Probanden hatten zwar einen erhöhten Dopaminspiegel in einem bestimmten Bereich ihres Hirns, die dazugehörigen Rezeptoren waren allerdings unterdurchschnittlich aktiv (Buckholtz et al., 2010, S. 532). Einfach ausgedrückt: Das Dopamin hat zwar an die Tür geklopft, es hat aber niemand aufgemacht.

Bezogen auf die Impulsivität und unser Beispiel könnten wir es uns folgendermaßen vorstellen: Der Impuls, uns dem leckeren Kuchen zuzuwenden, wird sehr stark sein, denn den Kuchen zu essen verspricht uns ja Dopamin. Da wir aber bereits die Erfahrung gemacht haben, dass ein Stück dieses Kuchens nicht den gewünschten Effekt hat, glauben wir, mehr zu brauchen. Es entsteht ein großer Drang, der nur schwer zu kontrollieren ist, und eventuell schubsen wir andere impulsiv zur Seite, damit wir den ganzen Kuchen für uns haben – in der Hoffnung, dann die gewünschte Belohnungserfahrung zu machen.

Schlafstörungen hängen ebenfalls mit dem dopaminergen System zusammen und zeugen von einem grundsätzlich niedrigen Dopaminspiegel, unabhängig von der Belohnungserwartung. Dies hängt damit zusammen, dass unser Körper zur Bildung des Schlafhormons Melatonin u.a. den Neurotransmitter Dopamin benötigt. Wenn dieser aber nur unzureichend vorhanden ist, kommt die Herstellung des Schlafhormons ins Stocken und wir entwickeln Schlafstörungen.

Da besonders Menschen mit traumatischen Erfahrungen ein verändertes Dopaminsystem aufweisen, ist es auch nicht verwunderlich, dass diese Menschen besonders von Süchten betroffen sind. Viele Substanzen setzen nämlich genau an den Rezeptoren des Dopamins an und bewirken oft das im Gehirn, was diesen Menschen häufig fehlt. Zu den Stimulanzien des Dopaminsystems gehören z. B. Nikotin, Alkohol, Kokain, Cannabis und Amphetamine (Roth & Strüber, 2016, S. 99).

6.6.3 Traumatische Ereignisse und die Auswirkungen auf die Hirnentwicklung

Die Gehirnhemisphären (Gehirnhälften) haben unterschiedliche Funktionen bzw. Funktionsschwerpunkte. Normalerweise kommunizieren die beiden Hemisphären bei der Verarbeitung von Informationen miteinander und ergänzen sich optimal in ihren jeweiligen Funktionen. Während die rechte Gehirnhälfte beispielsweise mit dem Wahrnehmen von Emotionen (insbesondere von unangenehmen) assoziiert wird, ist die linke Gehirnhälfte dafür zuständig, die Wahrnehmungen logisch einzuordnen.

Eine Trennung der Gehirnhemisphären bewirkt neben der Unfähigkeit, Gefühle zu benennen (Alexithymie) einen subtilen Verlust emotionaler Fähigkeiten, z. B. hinsichtlich symbolischer Vorstellungskraft. Eine PTBS geht oft mit Alexithymie einher (Muller, 1992).

Die rechte Hemisphäre ist scheinbar gegenüber traumatischen Einflüssen verletzlicher als die linke, welche bei Rechtshändern die dominante Gehirnhälfte darstellt, – vermutlich aufgrund ihrer engeren Verbindung mit dem limbischen System. Außerdem ist sie enger mit dem autonomen Nervensystem verbunden und spielt eine vorherrschende Rolle bei physiologischen und kognitiven Aspekten der emotionalen Verarbeitung. Wie weiter oben beschrieben, ist die rechte Hemisphäre also stark mit den beschriebenen körperlichen Veränderungen im Hyperarousal verbunden (Brandau, 2004, S. 35).

Im Kontext von Traumafolgen sind vor allem die folgenden Aufgaben der rechten Hemisphäre interessant:

- das Erkennen von Emotionen
- das Emotionsverständnis
- die Verarbeitung negativer Emotionen (Silberman & Weingartner, 1986)
- die Steuerung der HPA-Achse (Stress-Achse) (Sullivan & Gratton, 2002; Spence et al., 1996)
- Verarbeitung von Ekel und Angst (Davidson et al., 1990)

Früher Stress (ist wie Traumata im Grunde ein extremer Stressor) kann Entwicklungsanomalien in Hirnstrukturen bedingen, die eine entscheidende Rolle bei der Vermittlung der Reaktion auf Stress spielen. Wenn ein Kind beispielsweise einer anhaltenden traumatisierenden Umgebung ausgesetzt ist, sei es durch Vernachlässigung oder Gewalt, ist die Stressachse des Kindes dauerhaft erregt, während die rechte Gehirnhälfte mit ihren anderen Funktionen die Umgebung höchst wachsam nach Hinweisen für bedrohliche Umstände (wie z. B. Wut bei der Mutter) »scannt« und ununterbrochen mit der Verarbeitung der eigenen unangenehmen Gefühle beschäftigt ist. Währenddessen werden die zur Erfahrung gehörenden (furchterregenden) Gesichter von der rechten Gehirnhälfte verstärkt mit Emotionen »aufgeladen«.

All diese möglichen Auswirkungen sind oft langanhaltend und wirken sich oft auch ohne ausgeprägte Erkrankung auf den Alltag aus. Auch Menschen, die ihren Alltag vordergründig problemlos meistern, haben u. U. große Kraftanstrengungen zu bewältigen, um einen funktionalen (Berufs-)Alltag zu schaffen. Ausgehend von der Prävalenz belastender Kindheitserfahrungen in der Gesamtbevölkerung ist ein traumainformierter Ansatz also nur eine angemessene Antwort auf eine Realität in unserer Welt. Darüber hinaus sind Menschen auch im Verlauf ihres Erwachsenenlebens immer wieder mit herausfordernden Situationen konfrontiert, die als Stressoren wirken, und nicht selten finden diese auch gerade im Berufsalltag statt.

Merke

Belastende Lebensereignisse und Traumata können bei Menschen tiefgreifende Veränderungen bewirken, die zu Reaktionen und/oder Verhaltensweisen führen, die wir als Außenstehende oft nicht gut verstehen, manchmal auch nicht sofort nachvollziehen können. Neurotransmitter und Botenstoffe formen unsere Verhaltensweisen. Kommt es hier zu einem Ungleichgewicht, hat dies oft deutliche Folgen. Wir müssen nicht alle Zusammenhänge im Detail verstehen, um zu wissen, dass Betroffene an dieser Stelle andere Voraussetzungen haben und somit auch andere Bedingungen benötigen, um die Anforderungen des Alltags zu bewältigen. Diese Veränderungen können leicht bis schwerwiegend in ihren Auswirkungen sein und stellen Fachkräfte immer wieder vor die Aufgabe diesen entsprechend zu begegnen.

7 Sekundärtraumatisierung und Burn-out-Symptome

Fachkräfte aus den unterschiedlichsten Bereichen haben wiederkehrend mit den Schilderungen und/oder den Auswirkungen von Traumata zu tun – sei es im therapeutischen oder im sozialpädagogischen Bereich, wo Betroffene konkrete Hilfsangebote wahrnehmen und die Schilderungen sowie der Umgang mit den Folgen oft im Fokus stehen. Aber auch Fachkräfte aus der Justiz sind aufgrund ihrer Aufgabe dazu gezwungen, sich detaillierte Beschreibungen zu traumatischen Ereignissen anzuhören. Tatsächlich kann aber auch der andauernde Kontakt zu Menschen mit Traumafolge-Symptomen mit all seinen Dynamiken, wie z. B. in Schulen oder sozialen Institutionen, auf der Beziehungsebene zur Herausforderung werden. Die kumulativen Auswirkungen dieser Erfahrungen können zu einer negativen Veränderung der eigenen Weltanschauung oder des Selbstbildes führen.

Stellen diese Menschen bei sich selbst fest, dass sie an Symptomen leiden, wie z. B. sich aufdrängende Bilder von nicht selbst erlebten, aber ausführlich geschilderten traumatischen Erlebnissen, kann es sich um eine Sekundärtraumatisierung handeln. Das heißt, eine Person wird nicht durch direktes »Selbsterleben« traumatisiert, sondern durch den anhaltenden Kontakt zu Menschen mit dieser Art von Erfahrungen. Die Sekundärtraumatisierung führt zu den gleichen Symptomen wie die PTBS. Zusätzlich sind häufig auch andere Symptome, die klassischerweise im Zusammenhang mit einem »Burn-out« genannt werden, mit denen der PTBS vergesellschaftet oder gehen dieser voraus, weshalb sie in diesem Kapitel ebenfalls berücksichtigt werden.

7.1 Typische Symptome einer Posttraumatischen Belastungsstörung

Zu den Symptomen einer PTBS zählen z. B. die bereits genannten Intrusionen. Betroffene erleben immer wieder Momente, in denen sich innere Bilder von Situationen aufdrängen, die ihnen lediglich geschildert wurden oder von denen sie durch Dritte erfahren haben. Auch wenn sie nicht selbst dabei gewesen sind, entstehen diese Bilder und lösen auch die entsprechenden Gefühle aus.

Eine Steigerung kann sein, dass Betroffene dabei das Gefühl in einzelnen Körperteilen verlieren oder sich dieses verändert. Ein Arm fühlt sich evtl. taub an oder

kribbelt oder schmerzt.
Albträume mit entsprechenden Inhalten können auftreten und betroffene Fachkräfte zusätzlich belasten.

Es kann auch vorkommen, dass Aufgaben vermieden werden. Die Belastung ist bereits so hoch, dass der Mensch versucht sich vor den bereits auftretenden Symptomen zu schützen, indem eine erneute Exposition mit entsprechenden Themen vermieden wird. Ist dies während der Arbeit nicht möglich, steigt nicht selten die Anzahl der Krankentage, was ein Warnsignal sein kann. Das Vermeidungsverhalten kann sich aber auch auf den privaten Bereich beziehen oder ausweiten. Wenn durch Gehörtes die Angst entsteht, Ähnliches könne einem selbst oder nahestehenden Personen passieren, ist ein Vermeiden von Situationen ggf. die Folge und der Mensch schränkt sein Leben zunehmend ein, verliert Resilienz- und Schutzfaktoren und die Gefahr einer Chronifizierung mit Verlust der Arbeitskraft steigt.

Zusammenfassung der Symptome einer PTBS oder Sekundärtraumatisierung:

- Dissoziationen, Flashbacks, Intrusionen, Albträume
- aktives Vermeidungsverhalten (Orte, Themen, Gedanken, Personen usw.)
- Hyperarousal, Hypervigilanz

Da die Gefahr für andere Symptome, die klassischerweise dem Burn-out zugeordnet werden, ebenfalls besonders groß sein kann, wenn Menschen regelmäßig mit den Erzählungen und Symptomen eines Traumas konfrontiert werden, werden diese im Folgenden, ebenfalls aufgeführt.

7.2 Mitgefühlsermüdung

Hierbei erleben Fachkräfte eine Veränderung in ihrer Hinwendung zu den Personen, die in ihrer Institution Hilfe und Unterstützung suchen. Die eigene Fähigkeit, Empathie mit den Betroffenen zu empfinden, nimmt ab und kommt eventuell ganz zum Erliegen. Dies ist im Grunde ein Lösungsversuch der Psyche gegenüber der empfundenen Hilflosigkeit, wenn es uns nicht möglich ist, das Leid von Betroffenen zu lindern. Besonders bei Kindern und Jugendlichen empfinden Fachkräfte diese Hilflosigkeit häufig noch schneller als in der Erwachsenenversorgung. Da diese Hilflosigkeit nur schwer zu ertragen ist, führt der Weg zur eigenen Entlastung dann u. U. über die Mitgefühlsermüdung.

Diese Ermüdung kann sich aber nicht nur in Bezug auf die betreuten Betroffenen zeigen, sondern auch in Bezug auf sich selbst. Manche Fachkräfte verlieren regelrecht die Verbindung zu sich selbst und ihren Bedürfnissen. Es fällt ihnen schwer, Selbstmitgefühl zu empfinden, was die Grundlage einer guten Selbstfürsorge ist, und vernachlässigen dadurch eventuell sogar Primärbedürfnisse, wie

Schlaf, eine ausgewogene und ausreichende Ernährung sowie Flüssigkeitszufuhr oder den Toilettengang während der Arbeit.

7.3 Chronischer Pessimismus

Arbeitet ein Mensch bereits länger in einer Institution und ist über längere Zeit mit den Auswirkungen und Unwägbarkeiten von Trauma konfrontiert, kann es vorkommen, dass eine Art negativer Grundeinstellung entsteht. Gedanken wie: »Die schafft es sowieso nicht« oder »Wozu strenge ich mich eigentlich so an, wenn am Ende das Ergebnis in keinem Verhältnis steht?« können auftreten und dazu führen, dass die Zuversicht und die Zufriedenheit im Beruf deutlich abnehmen. Es kann sich aber auch, wie bereits erwähnt, so zeigen, dass Betroffene das, womit sie im beruflichen Kontext konfrontiert sind, auf ihr Privatleben übertragen. Sie haben vielleicht das Gefühl, die Welt sei kein sicherer Ort und entwickeln Ängste, ihnen oder ihren Nahestehenden könnten ähnliche Dinge passieren. In der Folge werden sie vielleicht überbehütend, kontrollierend oder beginnen, enge Beziehungen und Kontakte zu meiden.

Im Grunde ist dieser Mechanismus ein Überbleibsel aus früheren Zeiten, in denen das Überleben der Spezies Mensch grundlegend davon abhing, dass wir die bedrohlichen, unangenehmen und negativen Erfahrungen besonders gut im Gedächtnis behalten, um in zukünftigen Situationen entsprechend zu reagieren bzw. diese schon im Vorweg zu vermeiden.

Chronischer Pessimismus kann sich auch in direktem Bezug auf Arbeitsabläufe und unsere Erwartungen entwickeln. Wenn wir immer wieder die Erfahrung machen, dass unsere Bedürfnisse von Vorgesetzten nicht gehört und berücksichtigt werden, Vorgehensweisen immer wieder zu negativen Ergebnissen führen, immer wieder schwerwiegende personelle Engpässe ohne langfristige Lösungen bleiben, wodurch die eigene Arbeitslast steigt usw., dann sind dies Einflüsse, die auf Dauer dazu führen können, dass sich unsere Grundhaltung negativistisch ausrichtet.

7.4 Entscheidungsmüdigkeit

Unser Gehirn macht etwa 2 % unseres Körpergewichts aus, verbraucht aber 20 % der Energie. Entscheidungsprozesse sind dabei besonders anstrengend für uns. Häufig berichten Fachkräfte, die unter beschriebenen Bedingungen arbeiten, über eine Art Müdigkeit, wenn es darum geht, Entscheidungen zu treffen.

Diese werden verschoben oder auf andere Mitarbeitende übertragen. Dies steigert letztlich das Gefühl von Machtlosigkeit noch weiter und kann einen negativen

Kreislauf aus entstandenen Überzeugungen, Handlungen und Symptomen weiter antreiben. Einfachste Entscheidungen können hier zu großen Herausforderungen werden. Manchmal schaffen es Betroffene noch im beruflichen Kontext den Anforderungen gerecht zu werden, sind aber im privaten Bereich unfähig Entscheidungen zu treffen. Dieses Phänomen tritt dann auf, wenn wir über einen langen Zeitraum viele kognitive Abwägungsprozesse durchführen, um wichtige Entscheidungen zu treffen. Dies ist im beruflichen Kontext häufig unabdingbar. Nehmen die notwendigen Entscheidungen Überhand und stehen die Fachpersonen eventuell sogar allein vor zu vielen Aufgaben, ist die nötige Energie irgendwann aufgebraucht und wir werden entscheidungsmüde. Dazu hat der US- amerikanische Professor Barry Schwartz ein Forschungsprojekt durchgeführt, bei dem Teilnehmenden verschiedene Marmeladenproben angeboten wurden. Wurden sechs Proben angeboten, entschieden sich 30 % der Teilnehmenden für eine Bestellung. Wurden allerdings 24 verschiedene Sorten angeboten, kauften nur 3 % im Anschluss ein. Dieser Versuchsaufbau konnte zeigen, dass wir bei zu vielen Auswahlmöglichkeiten dazu neigen, am Ende gar keine Entscheidung zu treffen. Sein 2004 erschienenes Buch »The Paradox of Choice« fasst diese Erkenntnisse zusammen und machte das Konzept bekannt. In der Arbeit mit Betroffenen stehen wir und andere Fachkräfte nicht selten täglich vor einer Vielzahl von Möglichkeiten im Umgang mit herausfordernden Situationen. Da ist es nachvollziehbar, dass die kognitiven Anstrengungen sehr belastend werden können.

8 Mentale Barrierefreiheit

In unseren Institutionen gehören Fahrstühle und auch alternative Zuwegungen für Menschen, die z. B. auf einen Rollstuhl angewiesen sind, bereits häufig zum Standard. Auch wenn es hier ebenfalls noch sehr viel zu tun gibt, sind mentale Barrieren noch oft gänzlich unbeachtet und werden nur wenig wahrgenommen. Betroffene haben es mitunter schwer, bestehende Angebote zu nutzen, da die mentale Barrierefreiheit fehlt. Oft spielen Ängste und Scham eine große Rolle oder die Grundannahme, keine Unterstützung verdient zu haben. Viele dysfunktionale Überzeugungen oder Verhaltensweisen werden durch diesen Mangel in deutschen Institutionen oft noch bestätigt und verstärkt. Einfach formuliert: Dass ein Mensch, der auf einen Rollstuhl angewiesen ist, die Treppe zum Polizeipräsidium nicht hochsteigen kann, ist wahrscheinlich für jeden einleuchtend. Dass ein durch eine Straftat traumatisierter Mensch unsichtbare Barrieren überwinden muss, um ein Polizeirevier betreten zu können, eine Anzeige zu erstatten und so zu seinem Recht zu kommen, ist für uns eventuell erst einmal nicht offensichtlich. Das heißt allerdings nicht, dass derartige Barrieren leichter zu überwinden sind oder gar nicht existieren. Was wir brauchen, ist ein breit angelegter organisatorischer Klimawandel in deutschen Institutionen, der endlich auch die psychischen Bedürfnisse, die Menschen mitbringen, adressiert und ihnen Rechnung trägt.

Diese Art von Klimawandel erfordert zumindest eine grundlegende Ausbildung über Trauma und einen traumainformierten Ansatz auf allen Ebenen der Belegschaft. Wichtig ist vor allem aber auch, die Mitarbeitenden dahingehend zu unterrichten, warum ein traumainformierter Ansatz ein wichtiges Thema in der Organisation ist. Hier sind die Antworten, je nach System, sicher sehr unterschiedlich und reichen von Argumenten der ethischen Verpflichtung, die z. B. Institutionen wie Krankenhäuser für sich definieren, bis hin zu pragmatischen Begründungen, wie die Steigerung der Effizienz in Arbeitsprozessen oder die daraus resultierende Entlastung durch das notwendige »Know-how«. Schließlich und endlich hat der Staat aber auch, auf Grundlage des allgemeinen Gleichbehandlungsgesetzes (AGG), sowie ergänzt durch die Rechtsvorschriften zur Nichtdiskriminierung (Charta der Grundrechte der Europäischen Union Art. 21), die Verpflichtung dafür Sorge zu tragen, dass alle Menschen einen gleichen und fairen Zugang zu gesellschaftlichen Möglichkeiten und (Hilfs-)Angeboten haben. Die folgenden Prinzipien können dabei helfen eine Kultur zu entwickeln, die es auch Menschen mit psychischen Einschränkungen ermöglicht teilzuhaben. Gerade die Institutionen, deren Angebote sich an diese Zielgruppe richten, profitieren von einem traumainformierten Ansatz und erleichtern den Zugang zu ihren Hilfen. Hier sollen nicht nur die Angebote an sich und die Mitarbeitenden in den Blick genommen werden, sondern ebenso Abläufe, Strukturen, Formulare, Beschilderungen und die Räumlichkeiten. Hier lohnt sich ebenfalls oft die direkte Zusammenarbeit mit der zuständigen Abteilung für Haustechnik oder dem Vermieter, falls die Institution selbst nicht Eigentümer ist. Welche räumlichen Veränderungen bedarf es, um einen traumasensiblen Ansatz auch hier wirksam werden zu lassen? Welche Beleuchtung ist sinnvoll oder welche Art der Wandgestaltung? In Hinblick auf kulturelle Fragen ist die Auswahl der Bilder, die wir in Institutionen vorfinden, von großer Bedeutung, bis hin zu der Frage, ob kirchliche Träger ihre entsprechenden Symbole öffentlich zur Schau stellen sollten und damit eventuell Menschen anderen Glaubens zumindest subtil (wenn auch nicht intendiert) das Gefühl geben, sie seien hier nicht richtig. Nun könnte man erwidern, dass wir in unseren Institutionen nicht erwarten können, dass alle Mitarbeitenden über die zahlreichen psychischen Erkrankungen informiert sind, diese sicher erkennen und einen entsprechenden Umgang damit lernen. Tatsächlich ist es eher so, dass die in diesem Buch beschriebenen Grundprinzipien viele mentale Barrieren reduzieren und somit nicht nur spezifisch für Menschen mit traumatischen Erfahrungen von Vorteil sind. Sie sind vielmehr eine Kultur, die es allen Menschen ermöglicht, sich wohler und sicherer zu fühlen.

Auf der Seite der Mitarbeitenden steht das gleiche Recht. Sie haben das Recht, den gleichen Zugang zu Beschäftigungen zu haben. Einen Beruf nicht (mehr) ausüben zu können, ist für die meisten eine große Belastung. Verändern wir unsere Kultur, kann es gelingen mehr Menschen in die gewünschten Berufe zu bringen bzw. sie dort zu halten. Manche sind sogar aufgrund ihrer Tätigkeit mit potenziell traumatischen Situationen konfrontiert und brauchen dann ein Umfeld, das es ermöglicht, das Erlebte ohne Verlust des Arbeitsplatzes zu bewältigen. Andere sind in anderen Kontexten betroffen, lassen diese Betroffenheit aber nicht zu Hause, wenn sie morgens zur Arbeit gehen. Es ist in unser aller Interesse, dieser Vielzahl von Betroffenen die bestmöglichen Bedingungen zu bieten, um ihre Arbeitsfähigkeit zu erhalten bzw. schnellstmöglich wiederherzustellen. Im Folgenden sollen die fünf Prinzipien der traumainformierten Versorgung nach Harris und Fallot (2001) beschrieben werden. Dabei ist die Trennung zwischen den Prinzipien nicht immer eindeutig, da stets verschiedene Ebenen miteinander zusammenhängen und sich gegenseitig bedingen.

8.1 Sicherheit

Das Personal und die Menschen, die das jeweilige System nutzen, sollen sich physisch und psychisch sicher fühlen. Ein Aspekt von Sicherheit ist die Schaffung eines entsprechenden Settings für die Gesprächsführung. Was dies im Detail bedeutet, hängt vom Kontext und den handelnden Personen ab. Wichtig ist, in einer traumainformierten Institution das Wissen über die Auswirkungen von Traumata auf das eigene Setting anzuwenden und zu übertragen.

Da überfordernde Situationen durch Informationsüberflutung oder -mangel, Unvorhersagbarkeit sowie einen umfassenden Kontrollverlust gekennzeichnet sind, wollen wir, wie bereits erwähnt, in helfenden Beziehungen einen möglichst großen Kontrast zu diesen Situationen schaffen. Dies können wir vor allem dadurch erreichen, dass wir den Menschen, mit denen wir es zu tun haben, möglichst viele Mitgestaltungsmöglichkeiten einräumen. Mitarbeitende fühlen sich sicherer, wenn sie an den Abläufen und Strukturen mitwirken können. Gleiches gilt für die Personen, die das jeweilige System nutzen und sich oft nicht auskennen.

Fühlen sich Mitarbeitende an ihrem Arbeitsplatz sicher, ist das ein wichtiger Schutzfaktor. Neu eingestellte Mitarbeitende benötigen eine gute Einarbeitung, um nicht zu Beginn in einem dauerhaften Gefühl der Überforderung zu sein. Institutionen brauchen hierfür entsprechende Standards, sodass sich auch diejenigen, die mit der Einarbeitung betraut sind, in diesem Prozess sicher fühlen.

Emotionale Sicherheit bedeutet in diesem Zusammenhang, dass Gefühle Raum bekommen und validiert werden. Es muss ein Klima geschaffen werden, in dem wir uns ggf. aufgefangen, gesehen und angenommen fühlen.

Eine überschaubare Umgebung mit dem nötigen Wissen über Notausgänge und/oder Notfallprotokolle sind essenziell – in manchen Arbeitsfeldern mehr als in anderen.

Nicht zuletzt ist der Zugang zu Wasser und anderen Erfrischungen wichtig, ebenso wie ausreichend Zeit, um sich vor einem längeren Termin damit zu versorgen. Das »Nichterfüllen« unserer Primärbedürfnisse ist stark stressinduzierend und kann auf Dauer weitreichende Folgen haben. Evolutionär bedingt ist der menschliche Organismus unweigerlich im Stress und ggf. im Überlebensmodus, wenn Primärbedürfnisse wie z. B. Essen, Trinken oder Schlaf nicht ausreichend erfüllt werden. Bei Menschen, die bereits mit Traumafolgen zu kämpfen haben, kann das die Symptome direkt verstärken. Genauere Informationen zum Schaffen einer sicheren Umgebung sind in ▶ Kap. 13 zu finden.

8.2 Vertrauen und Transparenz

Organisatorische Abläufe sollten darauf ausgerichtet sein, Vertrauen zwischen allen Beteiligten aufzubauen.

Die meisten Menschen ziehen es vor, informiert zu sein, besonders in neuen Situationen oder wenn es um unangenehme Prozeduren (wie z. B. eine Zahnbehandlung) geht. Sie schätzen es, wenn der Zahnarzt Schritt für Schritt erklärt, was er tun wird, anstatt einfach den Bohrer anzusetzen. Bei Menschen mit belastenden Erfahrungen kommt zum natürlichen Bedürfnis des Menschen noch die erhöhte emotionale Erregung hinzu. Diese führt nicht nur dazu, dass sie die vorhandenen Informationen nicht so sicher aufnehmen und verarbeiten wie andere Menschen, sondern auch zu einem grundsätzlich erhöhten Bedürfnis nach Informationen. Während es einer Person ohne besonders schwierige Erfahrungen ausreicht, vom

Zahnarzt erklärt zu bekommen, dass er Karies entdeckt hat und nun zu einer Füllung raten würde, benötigen Menschen, die bereits schmerzhafte Erfahrungen gemacht haben, eher eine »Schritt-für-Schritt«-Anleitung. Dazu kann es notwendig sein, bei jedem Schritt nach dem Einverständnis zu fragen. Auch ein Nachfragen, ob die betreffende Person das Gesagte verstanden hat, ist manchmal sinnvoll. Dabei ist es notwendig, auf eine einfache Sprache ohne viele Fachbegriffe und komplizierte Formulierungen zu achten. Stellen wir ausreichend Informationen in einer traumagerechten Form zur Verfügung, trägt dies zur grundsätzlichen Beruhigung von Betroffenen bei.

Transparenz ist im Grunde genommen auch eine Form von Information. Zum Beispiel kann ich transparent machen, wieso in einer Situation manchmal eine bestimmte Information nicht zur Verfügung steht.

Fehlt mir selbst die Transparenz in einer Situation, weiß ich selbst nicht, wie es z. B. auf dem Amt für Migration weitergeht, wie lange es dauern wird o. Ä. Dann mache ich das für die betreffende Person transparent, indem ich mit Selbstoffenbarung arbeite. So fühlen sich Betroffene zumindest nicht allein.

Wenn wir in einer traumainformierten Institution arbeiten, kennen wir optimalerweise auch die Systemlogiken von anderen Systemen sowie die entsprechende Terminologie. So können wir die Menschen transparent auf einen etwaigen Übergang von einem System (z. B. Psychotherapie) in ein anderes (z. B. Justiz) vorbereiten und hier für ein Maximum an Transparenz sorgen.

Für Mitarbeitende einer traumainformierten Institution gibt es ebenfalls wichtige Grundsätze. So sollte der jeweilige Arbeitsauftrag, der Kompetenzbereich sowie die Grenzen dessen für jeden klar sein. Fühle ich mich für Aufgaben verantwortlich, die innerhalb der Organisation meinen Zuständigkeitsbereich oder meine individuellen Kompetenzen überschreiten, werde ich mich unweigerlich unsicher, vielleicht hilflos oder ohnmächtig fühlen. Dieser Grundsatz sollte bereits bei der Stellenausschreibung sowie im Vorstellungsgespräch Berücksichtigung finden. Über die Erwartungen hinaus sollten auch die erforderlichen Überprüfungen (falls notwendig) transparent gemacht werden, sowie der weitere Verlauf des Auswahlverfahrens mit einer klaren Verabredung, wann eine Rückmeldung zu erwarten ist.

Mitarbeitende sollten Strukturen vorfinden, die einen verlässlichen Informationsfluss gewährleisten, um möglichst jederzeit über alle nötigen Informationen zu verfügen. Besondere Relevanz kommt hier auch der Transparenz von Entscheidungsprozessen der Geschäftsführung o. Ä. zu. Ein informiertes Kollegium hat größeres Vertrauen in die Abläufe und nicht zuletzt in die Leitung der Organisation.

8.3 Empowerment, Mitsprache und Wahlmöglichkeiten

Kontrolle ist ein zentrales Thema bei Menschen mit Traumafolgestörungen. Sie fühlen sich schnell ausgeliefert und trauen sich oft nicht, Bedürfnisse zu äußern. Das fängt bei vielen schon an, wenn sie sich in einer unbekannten Umgebung aufhalten und zur Toilette müssen. Viele trauen sich nicht danach zu fragen. Um Kontrolle zu ermöglichen, brauchen wir also Informationen (z. B. wo ist die Toilette, der Ausgang, das Besprechungszimmer). Im Zusammenhang mit Kontrolle ist es grundsätzlich hilfreich, viele (auch kleine) Entscheidungen an die Betroffenen abzugeben. Nach Möglichkeit sollten sie Sitzplatz, Zeitpunkt, Begleitperson oder andere hilfreiche Unterstützung wählen. Die Wahl des Sitzplatzes in einem anstrengenden Gespräch kann sehr entscheidend sein. In Situationen, in denen die betroffene Person kaum Wahlmöglichkeiten hat, haben wir noch die Möglichkeit der sogenannten »Pseudowahl«. Diese bezieht sich auf die eben benannten »Kleinigkeiten«. Wenn also jemand mit belastenden Erfahrungen in der Vergangenheit oder Gegenwart einen Termin wahrnehmen muss, dann kann es einen großen Unterschied machen, wer mitkommt, wann der Termin stattfindet oder wo. In den meisten Fällen findet man etwas, was die Person noch selbst entscheiden kann. Das sollten wir unbedingt ermöglichen.

Innerhalb einer traumainformierten Institution ist es wichtig, auch im Kollegium Empowerment und Mitsprache zu ermöglichen. Mitarbeitende, die mitgestalten, fühlen sich wirksam und sicherer als diejenigen, die schlichtweg Arbeitsanweisungen befolgen. Ein hohes Maß an Selbstwirksamkeitsempfinden beugt dem Gefühl von Hilflosigkeit vor, was ein zentrales Element (auch) bei Sekundärtraumatisierung darstellt. Hier kann die Möglichkeit, den Arbeitsbereich mitzugestalten, ebenso wichtig und wirkungsvoll sein, wie die konkrete Mitsprache in Fragen rund um Arbeitsabläufe und Inhalte. Insgesamt ist eine Kultur des Lernens anzustreben, die stets offen ist für die Idee, dass es noch etwas zu verbessern gibt, ohne das bisher Gültige als falsch oder schlecht bewertet zu sehen. Hier braucht es praktikable Mechanismen von Rückmeldungen und Feedback. Bottom-up-Prozesse sollten aktiv gefördert und die Mitarbeitenden darin bestärkt werden, Vorschläge wie auch Kritik offen zu äußern. Hierzu eignen sich ggf. regelmäßige Befragungen zur Zufriedenheit, ein systematisches Beschwerdemanagement und ein etabliertes Vorschlagwesen.

8.4 Kulturelle, geschichtliche und geschlechtsspezifische Fragen

Im öffentlichen Diskurs sind eine angemessene Terminologie sowie intersektionale Perspektiven fundamental wichtig. Die ECPAT Deutschland e.V. (End Child Prostitution, Child Pornography & Trafficking of Children for Sexual Purposes) ist ein Zusammenschluss von 25 Institutionen und Gruppen zum Schutz von Kindern vor sexueller Ausbeutung. Im Jahr 2017 wurde ein Leitfaden erarbeitet, basierend auf den »Luxembourg Guidelines«, welcher als Formulierungshilfe dienen soll. Wie wir über Gewalt sprechen, ist stets auch Ausdruck unserer Haltung. Um eine angemessene Sprache zu finden, ist es unabdingbar, auch die eigene Haltung kritisch zu reflektieren. Bagatellisierungen sind ebenso problematisch wie reißerische Darstellungen, die sich auf spektakuläre Einzelfälle beziehen. Das als Phänomen mittlerweile recht gut bekannte »Victim blaming« muss genauso kritisch hinterfragt werden, wie die Sicht auf Betroffene als ausschließlich passive Opfer. Der Begriff »Betroffene« stellt eine Alternative zum Opferbegriff dar, um von der impliziten Passivität bewusst Abstand zu nehmen (ECPAT, 2017, S. 8). Andererseits kann es im individuellen Fall für Betroffene wichtig sein, sich als Opfer zu bezeichnen und da sollten Fachpersonen ihre Sprache und Terminologie möglichst so anpassen, dass es für die betroffene Person angemessen und nachvollziehbar ist. Grundsätzlich ist es lohnenswert, Personen nach ihren Selbstbezeichnungen zu fragen (ungeachtet davon, ob es um Genderdiversität, ethnonyme Bezeichnungen oder andere Bereiche geht) und diese zu respektieren und anzuwenden. In Bereichen, wie z.B. dem deutschen Rechts- und Justizwesen, ist ein flexibler Umgang mit Bezeichnungen nicht immer möglich, auch wenn die handelnden Personen sich der Möglichkeiten und der Relevanz bewusst sind. In Gesetzestexten sind die Definitionen von Begriffen, wie »Opfer«, »Beschuldigter«, »Angeklagter« usw., sehr klar festgelegt und erlauben nicht immer eine flexible Nutzung von Begrifflichkeiten. Hier wäre es für alle handelnden Personen aus den unterschiedlichen Systemen wichtig, diese Schwierigkeiten zu kennen und zu verstehen, um sie dann in der eigenen Arbeit ggf. auch den Betroffenen transparent erklären zu können.

Die traumainformierte Organisation ist sich den unterschiedlichen, unsere diverse Gesellschaft durchziehende Diskriminierungen bewusst und distanziert sich klar von kulturellen Stereotypen und Vorurteilen. Verstärkende Auswirkungen struktureller Ungleichheit werden erkannt und es wird auf die besonderen Bedürfnisse unterschiedlicher Communities eingegangen. Wie bereits erwähnt ist hier eine genaue Auseinandersetzung mit dem, was wir als »normal« empfinden, gefragt. Wenn wir als Mehrheitsgesellschaft anders sozialisierte Menschen nicht aus unseren Institutionen und Kollegien ausschließen wollen, brauchen wir hier eine Sensibilität für die Bedürfnisse dieser Gruppen. Ratsam ist hier, bei der Personalakquise bereits auf eine möglichst heterogene Personenauswahl zu achten. In kirchlichen Einrichtungen war es z.B. noch bis vor einigen Jahren Standard, dass Mitarbeitende verpflichtet waren, einer christlichen Kirche anzugehören. Die Folge war, dass die Belegschaft sehr homogen aus einer Bevölkerungsgruppe bestand. Zum einen werden bei einem derartigen Vorgehen ganze Bevölkerungsgruppen aus dem Auswahlprozess (trotz entsprechender fachlicher Qualifikation) ausgeschlossen. Zum anderen stellt für Menschen als Nutzende eines Systems anderer Glaubensrichtungen eine derartige Homogenität oft eine hohe mentale Barriere dar, die mitunter sogar verhindern kann, dass Hilfe gesucht und angenommen wird oder effektiv wirksam sein kann. Häufig gibt es in diesen Kontexten Sprachbarrieren, wenn eben doch Menschen mit Migrationshintergrund und ohne deutsche Sprachkenntnisse Unterstützung suchen. Glücklicherweise findet hier gerade in den letzten Jahren eine Veränderung statt, die hoffen lässt, dass diese Barrieren immer weiter reduziert werden.

Eine traumainformierte Institution legt Wert auf eine gewaltfreie und inklusive Kommunikation und schult das Personal entsprechend. Hier wird bereits während des Einstellungsverfahrens auf den Aufbau eines vielfältigen und integrativen Arbeitsplatzes geachtet. Eine Selbstverpflichtung zu Vielfalt, Gleichberechtigung und Barrierefreiheit kann sich bereits in Stellenausschreibungen und in Interviewfragen während eines Vorstellungsgesprächs wiederfinden. Das Vorhandensein einer entsprechenden schriftlichen Erklärung kann starke Signalwirkung haben und eben genau diese Personen zu einer Bewerbung veranlassen, die das nötige Interesse für einen traumainformierten Ansatz mitbringen. Wenn wir mit unterschiedlichen Kulturen, Geschlechtsidentitäten, Menschen mit Lernschwierigkeiten usw. zu tun haben, ist neben der Präsenz dieser Communities innerhalb der Organisation wichtig, dass wir uns in einem bewussten Umgang mit unserer Sprache üben. Andernfalls entstehen hier erneut Barrieren, die es auch Betroffenen zusätzlich erschweren, Angebote für sich zu nutzen. In Fällen, in denen die Institutionen sogar von Dritten beauftragt werden und die Personen es ohnehin schwer haben Vertrauen zu fassen, kann eine nicht inklusive Sprache und die Tatsache, dem ungewollt und ohne eigene Kontrolle immer wieder ausgesetzt zu sein, traumatisch-invalidierende Effekte haben. Eine wichtige Komponente auf dem Weg zu einer traumainformierten Institution ist die kontinuierliche Ausbildung der Belegschaft, sowie die kurz- und langfristige Nachbereitung zu den erlernten Inhalten.

Die Schärfung zentraler Begriffe ist eine wesentliche Aufgabe einer diversen und modernen Gesellschaft. Der Begriff »sexueller Missbrauch« zum Beispiel, der in Bezug auf Kinder und Jugendliche Anwendung findet, suggeriert eventuell eine Möglichkeit des legitimen »Gebrauchs« von Kindern. Hier kann die Schärfung hin zu der Formulierung »sexualisierte Gewalt (gegen Kinder und Jugendliche)« eine grundlegende Veränderung in unserem Bewusstsein bewirken. Allerdings muss hier gleichzeitig beachtet werden, dass der Gewaltbegriff im juristischen Sinne ggf. im Konflikt mit semantischen Aspekten stehen kann, da bei Weitem nicht in allen Fällen »Gewalt« im juristischen Sinne angewendet wird; oftmals handelt es sich um Druck, Manipulation oder Abhängigkeit, aber eben nicht immer um Gewalt im juristischen Sinne und das kann ggf. zu einem Problem führen. Das heißt konkret, dass pädagogische und therapeutische Fachkräfte gut beraten sind, wenn sie die unterschiedlichen Begrifflichkeiten der verschiedenen Systeme kennen und auch verstehen, worin der mögliche Konflikt besteht. Hier könnte aus juristischer Sicht durch den Gewaltbegriff suggeriert werden, dass nur gewaltsame Übergriffe strafbar seien. Glücklicherweise sind wir an dieser Stelle bereits weiter und auch sexuelle Übergriffe ohne direkte Gewaltanwendung stehen mittlerweile unter Strafe. Wird zusätzlich Gewalt angedroht oder ausgeübt, ist der Tatbestand der sexuellen Nötigung erfüllt, was eine Strafverschärfung zur Folge hat (Böök & Sachsse, 2024). Ein weiteres Beispiel wäre der Begriff »Kinderpornografie«, der irreführend und verharmlosend ist, da sexualisierte Darstellungen von Kindern und Jugendlichen nicht als Pornografie zu bezeichnen sind. Hier empfiehlt sich der Terminus »Darstellungen sexualisierter Gewalt«. An dieser Stelle sei darauf hingewiesen, dass in entsprechenden Gesetzestexten noch die weniger geschärften Begriffe Verwendung finden. Daher kann es unter bestimmten Bedingungen und in bestimmten Situationen sinnvoll sein, diese trotzdem zu benutzen. Ein bewusster Umgang mit derartigen Begrifflichkeiten ist ein Kern traumainformierten Handelns.

Unsere Sprache und Gesellschaft sind einem konstanten Wandel unterworfen, sodass es auch nötig ist, die Auseinandersetzung mit Begrifflichkeiten und Bezeichnungen ebenso kontinuierlich neu aufzugreifen und stetig zu hinterfragen.

8.5 Zusammenarbeit und Gegenseitigkeit

Alle Mitarbeitenden in einer Organisation oder einem System haben eine Rolle in einem traumainformierten Ansatz. Möglichst flache Hierarchien mit einer Begegnung auf Augenhöhe innerhalb des Kollegiums wie auch im Kontakt mit den Nutzenden eines Systems erweisen sich häufig als hilfreich. Möglichkeiten innerhalb der Institution Feedback über die laufenden Prozesse zu geben seitens der Mitarbeitenden, aber auch von den Personen, die die jeweilige Institution nutzen, sowie auch während und nach eines Bewerbungsverfahrens, sind wichtige Bestandteile innerhalb einer traumainformierten Institution. So können kontinuierlich Potenziale erkannt und Verbesserungen eingeleitet werden.

9 Peer Support

Ergänzend zu den genannten fünf Prinzipien, die von der Harris und Fallot definiert wurden, hat die »Substance Abuse and Mental Health Administration« das Prinzip des Peer Supports ergänzt. Es kann sehr gewinnbringend sein, Betroffene in Entwicklungsprozesse einzubeziehen. Die Annahme, dass ausschließlich Fachpersonen eine Idee dazu entwickeln oder haben können, was Menschen mit Trauma-Erfahrungen benötigen, ist nicht weit genug gedacht. Die individuellen Bedürfnisse sind so verschieden und die möglichen Vorgehensweisen sehr weit gefächert. Es ist oft hilfreich, nicht davon auszugehen, dass wir wissen, was richtig ist. Denken wir noch einmal an das Türschild mit der Aufschrift »Bitte nicht stören« und wie unterschiedlich dies ggf. empfunden werden kann. Hier bedarf es einer grundsätzlichen Offenheit ohne die Kategorien von »Richtig« oder »Falsch«. Der Einbezug von Betroffenen kann Perspektiven eröffnen und den Horizont erweitern. Peer-Arbeit ist nach aktueller Forschung »ein vielversprechender Ansatz, der nicht nur den betroffenen Nutzern zugutekommt, sondern auch das allgemeine therapeutische Klima psychiatrischer Einrichtungen verbessern und den Kampf gegen Stigmatisierung und Diskriminierung Betroffener unterstützen kann« (Mahlke et al., 2015, S. 238).

Im Gesundheitswesen werden bereits sogenannte »Genesungsbegleitungen« eingesetzt, welche häufig durch eigene Betroffenheit überhaupt in diesen Bereich gefunden haben. Sie werden fachlich ausgebildet und bringen ihre persönlichen Erfahrungen mit, was den Zugang zu anderen Betroffenen erleichtern kann. In der Suchthilfe werden schon lange ehemalig Suchtkranke zu Suchtberatenden ausgebildet, in der Dialektisch-Behavioralen Therapie (DBT) (eine Verhaltenstherapie für Borderline-Persönlichkeits- und komplexe Traumafolgestörungen) werden sogenannte »Peer-Coaches« ausgebildet, die dann die Teams in den entsprechenden Einrichtungen unterstützen. Aber auch ganz losgelöst von psychologischen und pädagogischen Handlungsfeldern kann das Einbeziehen der Erfahrungen Betroffener, sei es die von Mitarbeitenden oder die von Personen, die die jeweils angebotene Dienstleistung nutzen, sehr wertvoll sein. Entsprechende Instrumente können vom jeweiligen System z. B. in Form von Feedback oder Fragebögen implementiert und so Transparenz und Offenheit für diese sehr wichtigen Sichtweisen geschaffen werden. Bisher bezieht sich ein Großteil der vorhandenen Forschung in Bezug auf Peer Support auf psychiatrische Arbeitsfelder. Vereinzelt finden wir Studien zu Themen wie die Wiedereingliederung von Menschen in den Arbeitsmarkt, die zeigen, »dass sich Peer Support auf die Arbeitsreintegration von Menschen z. B. nach erworbener Hirnschädigung positiv auswirkt. Es kann allerdings kein deckender Übertrag gemacht werden, sondern es braucht weiterführende Forschung« (Zehnder & Huber, 2018, Abstract).

Peer Support kann und sollte sich in einer traumainformierten Institution, aber auch in der Gegenseitigkeit auf der kollegialen Ebene finden. Das heißt, Berufsgruppen benötigen eine Möglichkeit sich gegenseitig in eigenen Belangen zu unterstützen. Es bedarf Strukturen, um Fachkräfte nach belastenden Situationen zu unterstützen. Hier ist der Beistand aus der eigenen Berufsgruppe von besonderer Bedeutung, da die beruflichen Anforderungen und auch die Grenzen innerhalb des Arbeitsfeldes gut bekannt sind und ein tieferes Verständnis für die Aufträge, Unwägbarkeiten und mögliche Lösungen vorhanden ist. Damit einhergehend ist dieses Verständnis oft die Basis für eine höhere Akzeptanz der vorgeschlagenen Lösungen. Peer-Beratung innerhalb der Institution mit Mitarbeitenden mit entsprechender Schulung können einen wichtigen Beitrag zum langfristigen Erhalt der Gesundheit von allen Mitarbeitenden leisten. Sie haben nicht nur die Expertise in ihrem System, sondern zeitgleich das nötige Wissen, um innerhalb des Kollegiums als Ansprechperson bei besonderen Belastungen zu fungieren.

10 Der gute Grund

Alle Mitarbeitenden einer traumainformierten Institution verfügen über grundlegendes Wissen zum Thema Trauma und sind in der Lage, die Auswirkungen von traumatischen Erfahrungen auf Individuen, Gemeinschaften und Communities zu verstehen. Verhaltensweisen, die daraus resultieren, werden als Lösungs- und Anpassungsversuch verstanden. Die Annahme des »guten Grundes« bildet eine fundamentale Grundlage des Denkens und Handels.

Sie ist die Basis allen traumainformierten Handels. Gemeint ist eine Grundhaltung gegenüber Menschen und ihren Verhaltensweisen, Überzeugungen, Gefühlen und Reaktionen. Nehmen wir diese Haltung ein, gehen wir grundsätzlich davon aus, dass unser Gegenüber einen nachvollziehbaren Grund hat sich so zu verhalten, zu denken, zu fühlen und zu reagieren, wie es die Person gerade tut. Wir kommen weg von der Frage, was mit der Person nicht stimmt, und versuchen mehr nachzuvollziehen, wie es ihr geht und was sie gerade braucht, um den gestellten Anforderungen gerecht werden zu können. Auch Kinder und Jugendliche zeigen durch ihr Verhalten, was sie brauchen. Sie geben uns dadurch Hinweise darauf, wo sie bisher unterversorgt waren und Grundbedürfnisse zu wenig erfüllt wurden. Auffällige Verhaltensweisen von Betroffenen werden als normale Reaktion auf unnormale Belastungen gesehen und als Versuch, das Geschehene besser überstehen und verarbeiten zu können. Die Annahme des »guten Grundes« führt uns zu einer akzeptanzbasierten Haltung auch ohne konkret Kenntnis von den gemachten Erfahrungen einer Person haben zu müssen. Wir können davon ausgehen, dass jedes Verhalten, jedes Denkmuster und jede Reaktion irgendwann einmal erlernt wurde oder im Hier und Jetzt Ausdruck von einem inneren Geschehen ist. Wir müssen es nicht vollends erklären können und Kenntnis haben über alle Details. Wenn wir davon ausgehen, dass der Mensch das Ergebnis seiner Erfahrungen ist, dann sind wir automatisch in dieser so hilfreichen Haltung – unabhängig davon, ob wir sie auf Menschen beziehen, mit denen wir zusammenarbeiten oder Menschen, die in unserem Arbeitskontext als Nutzende auftauchen.

Nehmen wir einmal an, wir haben es mit einer Kollegin zu tun, die in der Vergangenheit potenziell traumatischen Ereignissen ausgesetzt war. Sie wird in einer Besprechung von einer vorgesetzten Person bewertend und wenig einfühlsam vor den Mitarbeitenden auf einen schwerwiegenden Fehler aufmerksam gemacht. Sie erlebt diese Situation als bloßstellend, was in ihr die alten (traumaassoziierten) emotionalen Netzwerke reaktiviert. In den folgenden Monaten zeigt sie in Stresssituationen häufig Aggressionen, vor allem wenn sie sich im Arbeitskontext bedroht oder unfair behandelt fühlt. Bei einer erneuten kritischen Besprechung wird sie plötzlich laut und zeigt eine aggressive Körpersprache gegenüber ihrer Vorgesetzten.

Unsere Kollegin möchte mit ihrem Verhalten verhindern, erneut verletzt oder blamiert zu werden. Gehen wir davon aus, dass ihre Reaktionen eine Schutzfunktion erfüllen und ihre Aggression eine Überlebensstrategie ist, um sich in ihrer Wahrnehmung gegen Unsicherheit und Gefahr zu verteidigen, sind wir in der Lage entsprechend auf sie zu reagieren und können so unterstützend eingreifen, anstatt den Teufelskreis weiter anzutreiben.

Ein anderes Beispiel, welches ich bereits häufiger so oder so ähnlich beobachtet habe, ist Folgendes:

Ein Vater, dessen Kind gerade operiert wird, wartet bereits seit Stunden auf dem Krankenhausflur. Er spricht eine vorbeieilende Ärztin an, um zu fragen, wie es seinem Kind geht. Die Ärztin hat weder Zeit, noch ist sie in die Behandlung involviert, also sagt sie nur kurz und knapp, dass sie die falsche sei und ihm nicht helfen könne. Daraufhin beginnt der Mann, die Ärztin und alle anderen Personen in seinem Umfeld anzuschreien, er tritt gegen Stühle und droht damit »den Laden auseinanderzunehmen«, wenn er nicht gleich erfährt, wie es seinem Kind geht.

Dieser Mann sieht sich in diesem Moment einem potenziell traumatischen Ereignis ausgesetzt. Er ist sehr besorgt um sein Kind und ihm fehlt das Wissen, das er bräuchte, um sich zu beruhigen. Was er erlebt, ist der »Fight mode«. Nachdem er erfolglos versucht hat (vielleicht sogar mehrfach), den Stand der Dinge zu erfahren, bleibt ihm bei einer als existenziell wahrgenommenen Bedrohung, wie dem möglichen Tod seines Kindes (denn das ist es, was er wahrscheinlich emotional befürchtet – unabhängig davon, ob es tatsächlich eine lebensbedrohliche Situation ist oder nicht), nur Kampf (Fight) oder Flucht (Flight). Flüchten würde ihn hier nicht weiterbringen, also geht er in den Kampf – den Kampf um Kontrolle durch Informationen. Auch er hat also einen guten Grund so zu handeln, auch wenn es uns von außen irrational erscheint. Das tut es, weil es das auch ist. Aber wenn etwas irrational ist, bedeutet es nicht, dass es nicht trotzdem nachvollziehbar sein kann.

Ungesundes Essen ist für die meisten Menschen rational betrachtet auch nicht erstrebenswert und trotzdem würden die meisten von uns wahrscheinlich zustimmen, wenn ich sage, dass Schokolade, Pommes Frites oder Chips trotzdem regelmäßig auf dem Speiseplan landen.

Verhaltensweisen werden im Laufe des Lebens gelernt. Wir greifen unbewusst auf gemachte Erfahrungen zurück und reagieren meist auf eine Mischung aus dem Hier und Jetzt und dem, was wir bereits früher einmal erlebt haben. Niemand wird aggressiv geboren. Stattdessen werden Menschen im Laufe ihres Lebens mit den unterschiedlichsten Bedingungen konfrontiert und lernen daraus. Manche bekommen dabei Unterstützung und sie lernen, dass auch schwierige Situationen zu bewältigen sind und dass sie nicht allein bewältigt werden müssen. Manche erhalten nicht die Hilfe, die es bräuchte, und lernen, dass schwierige Situationen existenziell bedrohlich sind, oder es zumindest sein können. Und sie lernen auch, dass andere Menschen ihnen nicht helfen (wollen). Spätestens, wenn wir uns existenziell bedroht fühlen, reagieren wir mit dem von der Evolution in uns eingebauten Mechanismus der Vermeidung oder, wenn Vermeidung nicht möglich ist, mit Verteidigung. (Manchmal ist es auch umgekehrt und wir flüchten aus Situationen, wenn uns der Gegner übermächtig erscheint.) Menschen, die bereits gelernt haben, dass sie keine Unterstützung bekommen oder dass diese nicht verlässlich ist, werden sich schneller existenziell bedroht fühlen, angebotene Hilfe nicht leicht annehmen können und daher auch schneller Verhaltensweisen zeigen, die uns ggf. erschrecken oder einschüchtern. Verstehen Fachkräfte das zugrunde liegende Problem, öffnen sich neue Handlungsspielräume. Das soll nicht heißen, dass wir Aggression als Ausdrucksform gutheißen, sondern nur, dass wir versuchen es nachzuvollziehen, um dann auf die Suche zu gehen nach geeigneten Angeboten, Interventionen, Formulierungen oder Unterstützungen, die die betreffende Person eventuell doch annehmen kann. Bevor wir ein Problem lösen, müssen wir es zuerst wirklich verstehen, sonst laufen unsere Angebote ins Leere. Wenn ich einer Person, die zu spät zu einem Termin kommt, direkt rate sich eine Uhr zu kaufen, ohne zu wissen, ob es tatsächlich daran liegt, dass sie keine Uhr besitzt, dann könnte das der falsche Rat sein. Vielleicht hat die Person ja auch andere Gründe für die Verspätung, die auch mit einer Uhr nicht aus der Welt zu schaffen wären. Eins ist sicher: Die Person hat mindestens einen Grund! Sonst wäre sie pünktlich gewesen.

11 Individuelle Resilienz

Resilienz ist ursprünglich ein Begriff aus der Physik, der die Fähigkeit eines Stoffes beschreibt, nach extremer Spannung wieder in seinen Ursprungszustand zurückzukehren, wie z. B. Memoryschaum, aus welchem heutzutage u. a. häufig Matratzen sind. In psychologischer Hinsicht bedeutet es, dass ein resilienter Mensch nach einer besonderen Belastung in der Lage ist, sein Verhalten der Situation entsprechend anzupassen, diese ohne dauerhafte Beeinträchtigung zu überstehen und nach der Phase der Belastung ohne Einbußen wieder zur ursprünglichen psychologischen Form zurückzufinden. Im Jahr 1955 begann die Resilienzforschung mit E. Werner. Sie untersuchte sozioökonomisch nachteilig situierte Familien und begleitete sie über 40 Jahre. Es wurden erste pränatale Untersuchungen, sowie die Entwicklung der Kinder und späteren Erwachsenen über den genannten Zeitraum erfasst und ausgewertet. Dabei stellte man fest, dass sich ein Drittel der Studienteilnehmenden gesund entwickelten. Sie waren widerstandsfähiger und leistungsfähig. Die für diese Widerstandsfähigkeit wichtigsten Faktoren sollen im Folgenden benannt und erläutert werden.

11.1 Effektive Emotionsregulation

Emotionen sind universell und haben eine Aufgabe. Um mit den eigenen Emotionen umgehen und sie regulieren zu können, ist es wichtig, sie im ersten Schritt differenziert wahrnehmen zu können – bei sich selbst und bei anderen Menschen. Über die Beziehung zu unseren primären Bezugspersonen lernen wir im frühen Kindesalter zunächst die Bezeichnungen für verschiedene Basisemotionen, wie z. B. Trauer oder Wut. Dabei spielt das Lernen am Modell eine große Rolle. Bringen uns unsere Bezugspersonen bei, wie eine Emotion heißt und wie sie funktional ausgedrückt wird, sind wir selbst im Erwachsenenalter besser dazu in der Lage. Umso älter wir werden, desto komplexere Emotionen lernen wir zu erkennen, zu benennen und zu regulieren. Studien zeigen u. a., dass die Fähigkeit Emotionen zu benennen eine Schlüsselkompetenz ist, wenn es um die Regulation von Gefühlen geht (Preece et al., 2023, S. 232–238).

Menschen, die diese Fähigkeit bei sich selbst erkennen, sind nachvollziehbarerweise eher bereit auch unangenehme Emotionen zu akzeptieren. Sie gehen eher davon aus, dass sie dem gewachsen sind als Menschen, die hierbei Schwierigkeiten aufweisen. Das hat auch zur Folge, dass Menschen mit einer gelingenden Emotionsregulation weniger Situationen vermeiden, bei denen auch unangenehme Emotionen entstehen könnten. Das führt zu mehr Zutrauen in die eigenen Fähigkeiten zur Emotionsregulation und zu noch mehr Resilienz an dieser Stelle. Denn durch das Meistern schwieriger Situationen lernen wir, dass wir uns derartige Dinge zuzutrauen können, und in der Folge steigt die Wahrscheinlichkeit für Erfolgserlebnisse. Diese Erfahrungen brauchen sowohl Betroffene, um in ihrer Entwicklung ihre Kompetenzen zu erweitern, als auch die Fachkräfte, die mit ihnen im Kontakt sind, um sich auch die herausfordernden Situationen zuzutrauen und die Zuversicht nicht zu verlieren.

Nicht zuletzt gehört zu einer gesunden und gelingenden Emotionsregulation auch die Fähigkeit, aktiv positive Emotionen bei sich selbst auslösen zu können, sei es durch konkrete Handlungen, durch Erinnerungen an gute Momente, Gerüche, Bilder oder das Antizipieren von Erfolgen.

Zusammengefasst besteht eine gelungene Emotionsregulation aus folgenden Aspekten:

- Emotionen wahrnehmen können
- Emotionen erkennen und benennen können
- Akzeptanz von (auch unangenehmen) Emotionen
- Fertigkeiten, um Emotionen aktiv beeinflussen zu können
- die Fähigkeit angenehme Emotionen zu aktivieren

11.2 Realistischer Optimismus

Wie bereits zum Pessimismus beschrieben (▶ Kap. 7.3), ist unser Gehirn aus guten Gründen darauf programmiert, eher die negativen Aspekte zu sehen, und speichert diese auch zuverlässiger ab. In der Arbeit mit traumatisierten Menschen gibt es womöglich viele frustrane Momente und auch immer wieder Situationen, in denen es uns schwerfallen mag, an eine Genesung zu glauben. Falls wir dies häufig erlebt haben, ist es nachvollziehbar, wenn wir aufgrund dieser Erfahrungen eine Vorhersage für die Zukunft treffen und diese nicht sehr optimistisch ausfällt. Dabei haben wir den Eindruck sehr realistisch zu sein, weil es ja bereits sehr häufig so gewesen ist. Einen wichtigen Faktor lässt unser Gehirn hier allerdings außer Acht: Jeder Mensch ist anders, jede Geschichte ist anders und auch wenn wir bereits sehr häufig erlebt haben, wie Dinge in der Vergangenheit nicht funktioniert haben, Betroffene es noch nicht geschafft haben ihre Symptome zu reduzieren oder die Vorgesetzten noch nicht verstanden haben, was es in der Institution braucht, um effektiver zu arbeiten, sagt das nicht unbedingt etwas über die Zukunft aus. Auch wenn Situationen sehr ähnlich zu sein scheinen – zumindest der Zeitpunkt ist ein anderer und Statistik hat noch nie viel über den Einzelfall ausgesagt. Realistischer Optimismus meint nun aber nicht in völlige Euphorie zu verfallen und sich die

Dinge schön zu reden. Es meint vielmehr das »Sowohl-als-auch« anzuerkennen. Es ist schwierig und es gibt wahrscheinlich Lösungen. Diese können anstrengend sein, es kann dauern oder wir brauchen dafür Unterstützung und es ist möglich. Es meint also die realistisch eingeschätzte Anstrengung, die es bedarf anzuerkennen und gleichzeitig dranzubleiben; darüber hinaus auch, wenn ein Vorhaben nicht gelingt oder ein Fortschritt von Betroffenen nicht erreicht werden konnte, beim nächsten Mal erneut zu dieser Haltung zurückfinden zu können.

Die Geschichte von dem Frosch, der nicht hören konnte.

Die Frösche machten einen Wettlauf auf einen Berg. Die Tierwelt versammelte sich und anstatt die Frösche anzufeuern, riefen sie immer wieder, dass es unmöglich sei, auf den Berg zu schaffen. Immer mehr Frösche gaben auf. Nur der eine schaffte es bis auf den Gipfel.
Warum?
Weil er die negativen Rufe nicht gehört hatte.

Wir haben nicht selten die gesamte Tierwelt in unserem Kopf versammelt, die uns sagt, dass dies oder das unmöglich zu schaffen sei. So vielleicht auch bei der Frage, ob wir einen traumainformierten Ansatz in unserer Organisation verwirklichen können. Wenn wir lernen unsere Gedanken an dieser Stelle mehr als Vorschläge zu betrachten, die wir auch freundlich ablehnen dürfen, haben wir viel mehr Möglichkeiten.

11.3 Akzeptanz von Veränderung

Das einzig Konstante im Leben ist die Veränderung. Manche Dinge ändern sich für uns zum Guten, andere zum Schlechten. Manchmal tragen wir aktiv etwas dazu bei und manchmal sind es andere Menschen oder die Umstände, die uns Veränderungen bescheren. Die Fähigkeit, diese Veränderungen anzunehmen und nicht als Bedrohung zu erleben, ist ein wichtiger Resilienzfaktor. In der Arbeit mit Betroffenen können wir diese Fähigkeit bei ihnen in den passenden Arbeitsfeldern gezielt fördern und so auch eine gesunde Entwicklung begünstigen. Gerade die Zeit des Heranwachsens ist von kontinuierlichen Veränderungen geprägt und bedarf viel Unterstützung, wenn zusätzlich belastende Erfahrungen zu bewältigen sind. Für Betroffene existieren mittlerweile verschiedene Behandlungs- und Präventionsprogramme (wie z. B. DBT-PTBS, STAIR, als Therapieprogramme oder START NOW, welches sowohl als Behandlungsprogramm als auch als Prävention in Schulen Anwendung findet), die gezielt an dieser Kompetenz ansetzen.

Auch innerhalb der Institution ist es von großer Bedeutung Veränderungen akzeptieren zu können. Das heißt auch, die dazugehörigen Gefühle zu akzeptieren und eben trotzdem das Ziel nicht aus dem Blick zu verlieren. Mitarbeitende kommen und gehen, Teams verändern sich genauso wie die Aufgabenbereiche Einzelner. Hier brauchen wir immer wieder ein hohes Maß an Akzeptanz, um mit all diesen Veränderungen so umzugehen, dass wir parallel noch die Kapazitäten haben, unseren eigentlichen Aufgaben gerecht zu werden. Manchmal ist es nötig alte Gewohnheiten oder Verhaltensweisen zu verändern, um mit der neuen (Arbeits-)Situation zurecht zu kommen. Die traumainformierte Institution ist sich der Herausforderung »Veränderung« bewusst und findet einen partizipativen Umgang und unterstützt Mitarbeitende empathisch dabei, diese Herausforderungen anzunehmen.

11.4 Lösungsorientierung

In schwierigen Situationen den Blick auf die Möglichkeiten lenken zu können, anstatt sich ausschließlich auf das zu konzentrieren, was gerade (noch) nicht funktioniert, zeichnet resiliente Menschen aus. Dabei ist es meistens hilfreich, zunächst die Herausforderung klar zu benennen und zu beschreiben. Im nächsten Schritt können wir überlegen, was uns gerade daran hindert einen Weg zu finden, um das Problem zu lösen, und uns fragen, was sich konkret ändern müsste, damit es gelingen kann. Dann haben wir in der Regel mehrere kleinschrittige Zwischenziele auf dem Weg zur Lösung definiert. Um auf dem Weg am Ball zu bleiben, hilft es vielen Menschen sich vorzustellen, wie es sein wird, wenn das Problem gelöst ist. Das motiviert und definiert noch einmal genauer, wo wir hinwollen.

In den meisten Fällen stellen Menschen sich bei schwierigen Herausforderungen zuerst vor, was alles schief gehen könnte und wie eine Niederlage aussehen würde. Das führt häufig zu der Annahme, dass es keine Lösung gibt, weil es sich in dem Moment so anfühlt. Emotionen als Beweis heranzuziehen, ist allerdings ein häufiger Gedankenfehler, der nicht selten zu selbsterfüllenden Prophezeiungen führt. Es fühlt sich unerreichbar an, also versuche ich es nicht und somit ist es unerreichbar.

Wenn eine Organisation beschließt, traumainformiert zu werden, ist es notwendig zunächst einmal ein klares Bild davon zu entwickeln, wie die Organisation bei Erreichen dieses Zieles strukturiert ist und welche Neuerrungen implementiert sein werden. Im nächsten Schritt müssen die Hindernisse klar definiert werden, um dann zu überlegen, was sich auf dem Weg dorthin konkret ändern muss, damit es gelingt. Eine Institution, die die systemische Resilienz fördern möchte, geht jede Herausforderung mit dieser Art der Lösungsorientierung an. Dazu finden Sie im Folgenden eine kleine Übung. Lesen Sie die Anleitung zunächst einmal ganz durch und führen Sie die Übung dann auf einmal durch. Sie dauert auch nicht lange, versprochen.

Übung zum realistischen Optimismus und zur Zunkunftsorientierung

Stellen Sie sich bitte gerade hin und »verankern« Sie ihre Füße im Boden. Die Füße bewegen sich nicht während der Übung. Nun heben Sie den rechten Arm im 90°-Winkel zum Boden und strecken Sie den Zeigefinger aus. Nun drehen Sie sich nach rechts so weit um sich selbst, wie es geht. Gehen Sie ganz an Ihr Limit. Merken Sie sich die Stelle, auf die der Zeigefinger jetzt zeigt, sehr genau.

Drehen Sie sich nach vorn, lassen Sie den Arm sinken, schließen Sie die Augen und stellen Sie sich Schritt für Schritt vor, was Sie gerade gemacht haben. Wenn Sie die Stelle, bis zu der Sie im vorangegangenen Versuch gekommen sind, deutlich vor Ihrem inneren Auge sehen, stellen Sie sich vor, wie Sie noch ein ganzes Stück weiterkommen. Drehen Sie sich nun in Gedanken wieder zurück und öffnen Sie wieder die Augen.

Nun machen Sie die gleiche Bewegung erneut und sehen Sie, was passiert.

Sind Sie weitergekommen, obwohl sie beim ersten Durchgang bereits dachten, weiter geht es nicht? Sehr gut, dann haben Sie positiv, realistisch ein Ziel vor Augen gehabt und es dann erreicht. Falls nicht, versuchen Sie es zu einem anderen Zeitpunkt noch einmal. Jeder Tag ist neu und anders und was einmal nicht gelingt, könnte beim nächsten Versuch bereits funktionieren.

11.5 Zukunftsorientierung

Aus einer Position, in der wir uns als Opfer der Umstände betrachten, herauszukommen, ist in der Regel nicht leicht. Wir müssen unsere Passivität aufgeben und riskieren damit automatisch zu scheitern. Tun wir es nicht, sind wir schon gescheitert. Was klingt wie ein Kalenderspruch ist für die menschliche Resilienz so wichtig, weil es uns ins Handeln bringt. Die Dinge, die wir ändern können, sollen wir auch ändern, zumindest sollten wir es aktiv versuchen. Wir wollen diese Fertigkeit bei Kindern und Jugendlichen sowie Erwachsenen in pädagogischen und therapeutischen Arbeitsfeldern fördern und sollten dies gleichzeitig auch innerhalb des Kollegiums tun. Ein Team, das zukunftsorientiert denkt, handelt und arbeitet, schafft Visionen und Ziele und damit, bestenfalls, kontinuierlichen Fortschritt. Hiermit verbunden ist auch stets Verantwortungsübernahme, was Mitarbeitende dazu veranlassen kann, sich stärker mit ihrer Tätigkeit, einem Projekt oder der Institution als solcher zu identifizieren, was wiederum häufig eine stärkere Mitarbeitendenbindung zur Folge hat, welche wiederum das gesamte System stabilisiert. In einer traumainformierten Institution wird Mitarbeitenden die Möglichkeit eröffnet, eigene Visionen einzubringen, Projekte ins Leben zu rufen und durchzuführen und gemeinsam Verantwortung für den Erfolg der Organisation zu tragen. Dabei werden Persönlichkeit und Interessen berücksichtigt, um eine möglichst hohe Motivation zu gewährleisten. Hier spielen unsere individuellen Werte ebenfalls eine große Rolle. Wenn wir entsprechend unserer Werte handeln, sind wir eher bereit, auch Unangenehmes auf dem Weg zum Ziel auf uns zu nehmen. Wir lassen uns weniger von der gewünschten Zukunft abbringen. Gleiches gilt auch für Mitarbeitende. Umso größer die Schnittmenge der repräsentierten Werte, desto höher das Commitment. Dazu braucht es allerdings auch eine klare Kommunikation dieser Werte und der damit verbundenen Vision.

11.6 Soziale Kompetenzen

Ein Mensch, der in schwierigen Situationen von sozialen Kompetenzen Gebrauch machen kann, erfährt dadurch in der Regel eine entscheidende Entlastung. Ist sich der Mensch dieser Fähigkeiten auch bewusst und sicher, werden belastende Situation weniger als ausweglos empfunden und die Person kommt ins Handeln. Somit steigt die Selbstwirksamkeitsüberzeugung mit jeder Herausforderung, die bewältigt wird und stärkt das Selbstvertrauen. Zu wichtigen sozialen Kompetenzen gehören Fähigkeiten wie »um Hilfe zu bitten«, wenn eine Situation allein nicht zu bewältigen ist, oder aber auch das »Neinsagen«, um die eigenen Ressourcen zu schonen. Gleichzeitig braucht es auch die Fähigkeiten, diese Dinge so zu kommunizieren, dass langfristig kein sozialer Schaden entsteht. Die Kompetenz, sich aus schädlichen Beziehungen zu lösen und unterstützende Beziehungen einzugehen und auch zu halten, ist wichtig für ein langfristiges, tragfähiges Umfeld, welches Menschen hilft, falls sie besondere Belastungen zu bewältigen haben.

In einer traumainformierten Institution werden soziale Kompetenzen und das Miteinander gefördert. Es wird der Rahmen geschaffen, den es braucht, um gemeinsam und nicht gegeneinander zu arbeiten. Gegenseitige Unterstützung sowie das Achten auf die eigenen Grenzen werden geleichermaßen anerkannt und honoriert. Mitarbeitenden werden Fortbildungen zu Kommunikation und sozialen Kompetenzen angeboten, auch oder gerade dann, wenn sie nicht in pädagogischen oder therapeutischen Arbeitsfeldern tätig sind.

11.7 Selbstwirksamkeitsüberzeugung und Sinnhaftigkeit

Selbstwirksamkeitsüberzeugung entsteht, wenn wir die an uns gestellten Anforderungen gegen unsere Fähigkeiten und Ressourcen abwägen und dabei zu einer Kompetenzüberzeugung kommen. Wir gehen also bereits vor Bewältigung der

Aufgabe davon aus, dies schaffen zu können, da uns die nötigen Ressourcen zur Verfügung stehen und wir uns diese Aufgabe auch inhaltlich zutrauen.

Die Sinnhaftigkeit ist daher so wichtig für die menschliche Resilienz, weil die meisten Herausforderungen nicht ausschließlich mit Gefühlen, wie Vorfreude und Mut, sondern häufig auch mit Zweifeln und Angst besetzt sind. Wieso also diese Anstrengung auf sich nehmen? Für ein höheres Ziel sind wir eher bereit unangenehme Gefühle zu akzeptieren. Das trifft auch und vor allem auf Traumabetroffene zu. Sie befinden sich immer wieder in Alltagssituationen, die ihnen viel abverlangen. Für das Ziel gesund zu werden entscheiden sich trotzdem viele für eine Traumatherapie. Für das Ziel der Verurteilung eines Täters entscheiden sie sich für die Anzeige bei der Polizei und für den gewünschten Schulabschluss schaffen sie es trotz größter Anstrengung mit dem Bus zu fahren, um zur Schule zu kommen. Die Kombination aus diesen beiden Fertigkeiten ist also fundamental wichtig, wenn es darum geht Veränderungen zu schaffen und zu akzeptieren.

Eine traumainformierte Institution muss die nötigen Änderungen in den Abläufen, die erst einmal eine Mehrbelastung darstellen, den Mitarbeitenden ebenfalls anhand eines höheren Ziels als erstrebenswert vermitteln und gleichzeitig die Ressourcen bereitstellen, die es braucht, um einem Gefühl von Resignation in der Organisation entgegenzuwirken. Im individuellen Kontakt zur Leitung ist es hier wichtig, mit den Mitarbeitenden ihre eigene Sinnhaftigkeit herauszuarbeiten. Der Grund, aus dem jemand diesen oder einen anderen Job macht, ist wichtig und kann eine wesentliche Triebfeder sein. Darüber hinaus sollten in Mitarbeitendengesprächen individuelle Ziele vereinbart werden, welche zur jeweiligen Person passen und kleinschrittig Selbstwirksamkeitserleben ermöglichen.

11.8 Risikofaktoren

Risikofaktoren können sich sowohl auf die Wahrscheinlichkeit, mit einem belastenden Ereignis konfrontiert zu werden, als auch auf die Wahrscheinlichkeit zur Bewältigung einer potenziell traumatischen Situation beziehen und auswirken. Gesellschaftlich ist es von Bedeutung, ob Menschen in einem Umfeld sozialer Ungleichheit leben. Dies kann sowohl die Wahrscheinlichkeit erhöhen, einem solchen Ereignis ausgesetzt zu werden, wie auch die, ein solches nicht bewältigen zu können. Dieser dialektische Wirkmechanismus lässt sich auf die meisten Risikofaktoren gleichermaßen beziehen. Schwache staatliche Sicherheitsnetze führen zu einem erhöhten Risiko für Armut und medizinische wie soziale Unterversorgung. Instabile politische Situationen erhöhen in betroffenen Ländern die Verunsicherung, Kriminalitätsraten und die Gefahr für Menschenrechtsverletzungen.

Menschen, die von Armut betroffen sind, sind auch überdurchschnittlich häufig von Traumata betroffen. Denken wir z. B. an Wohnungslosigkeit, erhöht sich die Gefahr exponentiell einer solchen Situation ausgesetzt zu sein (Krausz et al., 2013,

S. 290–300). Gleichzeitig sind diese Menschen medizinisch oft unterversorgt und die nötige Hilfe bleibt aus.

Beim Schutz von Kindern und Jugendlichen spielt auch eine hohe Wohnmobilität eine große Rolle. Häufige Wohnortwechsel verhindern ein »Ankommen« in einer Gemeinschaft wie Schule oder Sportverein und können dazu führen, dass Anzeichen übersehen werden oder die nötigen Hilfen ausbleiben, weil mit jedem Wohnortwechsel unter Umständen auch die Zuständigkeit in den Jugendämtern wechselt. Bei bereits laufenden Hilfen mag das schon problematisch sein. Bei noch nicht installierten Hilfen verhindert es diese ggf. sogar oder verzögert sie über einen längeren Zeitraum.

Insgesamt spielen die Infrastruktur und die institutionelle Versorgung im Umfeld eine entscheidende Rolle. Wo keine oder wenig Angebote sind, können auch nur wenig bis keine Hilfen genutzt werden.

Nicht zuletzt gibt es eine ganze Reihe an persönlichen und individuellen Faktoren, die ein Risiko darstellen können. Geschlecht und Alter z. B. sind mit signifikanten Unterschieden verbunden. Ein Ereignis, welches im Jugendalter nicht als traumatisch empfunden wird, kann u. U. im frühen Kindesalter sehr wohl eine Traumafolgestörung auslösen. Frauen weisen eine fast viermal höhere Lebenszeitprävalenz für Traumafolgestörungen auf, wodurch sich Behandlungsprogramme häufig gezielt an Frauen richten (Jacobi et al., 2014). Männer sind statistisch seltener von entsprechenden Erkrankungen betroffen, allerdings zeigen sich Traumafolgen häufig in anderen Verhaltensweisen und die passenden Hilfen bleiben oft aus. Für nichtbinäre und transsexuelle Menschen fehlen bisher fast gänzlich spezifische Behandlungsangebote. Ob hier die etablierten Programme ausreichend sind, wenn die therapierenden Personen entsprechende Anpassungen vornehmen, bedarf noch weiterer Forschung. Menschen mit Lernbeeinträchtigungen sind grundsätzlich einer hohen Gefahr ausgesetzt, dass Traumatisierungen von ihrer Umwelt nicht bemerkt werden. Verhaltensauffälligkeiten werden von der Außenwelt oft nicht als solche erkannt und eher in das bereits bekannte Krankheitsbild bzw. die Lernbeeinträchtigung eines Menschen eingeordnet.

Bei erheblicher Lernbeeinträchtigung ist es Betroffenen manchmal gar nicht möglich, das Geschehene zu beschreiben, was neben dem Erkennen und dem Verarbeiten auch eine Strafverfolgung deutlich erschwert. Diese Erfahrungen können wiederum zu einer Re-Traumatisierung führen.

11.9 Schutzfaktoren

Ebenso wie die Risikofaktoren können auch Schutzfaktoren zum einen die Wahrscheinlichkeit verringern, einem potenziell traumatischen Ereignis ausgesetzt zu werden, und zum anderen die Prognose für eine erfolgreiche Bewältigung begünstigen. Anerkannte Kinderrechte sowie ein rechtlicher Rahmen zur Verhinderung und Bekämpfung von Gewalt stellen eine wichtige Grundlage dar. Normen zur Förderung von Gleichstellung der Geschlechter sowie politische Maßnahmen zur Bekämpfung von wirtschaftlicher Ungleichheit und Diskriminierung tragen dazu bei, dass auch Personen aus Familien mit niedrigem sozioökonomischem Status am gesellschaftlichen Leben teilhaben und Bildungsangebote wie Freizeitbeschäftigungen in Anspruch nehmen können. Diese Maßnahmen verringern die sozialen Unterschiede innerhalb einer Gesellschaft und können nachteilige Startbedingungen ausgleichen. Gerade bei diesen Angeboten wäre ein traumainformierter Ansatz essenziell, damit sie auch tatsächlich genutzt werden können. In einer Gesellschaft mit den beschriebenen Gesetzen und Normen steigt die Wahrscheinlichkeit, dass Gewalt auch im Sozialraum missbilligt wird und dieser dadurch auch sicherer wird. Positive Beziehungen unter den Mitgliedern eines Sozialraumes können eher entstehen und schaffen einen schützenden Rahmen.

Innerhalb der erweiterten Familie erweist sich eine sichere Bindung zu mindestens einer Bezugsperson als lebenslanger Schutzfaktor. Sichere Bindungen steigern und festigen das Selbstwertgefühl und ermöglichen auch positive Bindungen zu Gleichaltrigen. Innerhalb dieser Beziehungen können Resilienzfaktoren wie Selbstwirksamkeitserleben sowie Bewältigungskompetenzen zur Bewältigung von Belastungen entwickelt werden, die schützend wirken, falls es zu einer traumatischen Erfahrung kommt.

12 Professionelle Schlüsselkompetenzen

12.1 Wissen um die eigenen Grenzen

In der Arbeit mit Betroffenen von traumatischen Erfahrungen ist es unerlässlich, sich auch mit der eigenen Biografie auseinanderzusetzen und seine eigenen Grenzen zu kennen. Es ist kein Zeichen von mangelnder Eignung, wenn Fachkräfte an der einen oder anderen Stelle im Kollegium um Hilfe und Unterstützung bitten, weil ein bestimmter Fall oder ein bestimmtes Thema zum gegenwärtigen Zeitpunkt überfordernd erscheint. Natürlich sind je nach Institution diesen Möglichkeiten Grenzen gesetzt. Hier gilt es für sich und die eigene Organisation nach Lösungen und Möglichkeiten zu suchen. Ein offener Austausch über dieses Thema innerhalb des Teams wird von einer traumainformierten Institution gefördert und der nötige Rahmen geboten bzw. vorgegeben. Sie ermöglicht es den Mitarbeitenden, im Rahmen der Möglichkeiten Selbstfürsorge zu betreiben. Auch aus betriebswirtschaftlicher Sicht ist es sinnvoll, hier in die langfristige Gesundheit und Arbeitsfähigkeit der Mitarbeitenden zu investieren.

12.2 Wissen um die eigene Präsenz

Paul Watzlawick beschrieb bereits mit seinem Axiom zur menschlichen Kommunikation »Der Mensch kann nicht nicht kommunizieren« die Bedeutung all unserer Handlungen, bewusst oder unbewusst. Hier ist eine traumainformierte Grundhaltung die Basis unseres Handelns und sollte sich in unserer Körperhaltung, wie auch in unserer Mimik widerspiegeln. Eine bewusste Vorbereitung von Kontakten mit Berücksichtigung des Raumes, der Ausstattung und der eigenen Möglichkeiten auch die nonverbale Kommunikationsebene mitzudenken ist von großer Bedeutung. Je nach Setting und Institution sind andere Fragen zu berücksichtigen. Grundsätzlich sollte dem Prinzip »Begegnung auf Augenhöhe« gefolgt werden – im wörtlichen, wie im übertragenen Sinne. Zu stehen, während die andere Person sitzt, kommt in manchen Settings mitunter vor, vermittelt aber eine Überlegenheit, die zu traumaassoziierten Gefühlen und Interpretationen führen kann. Dies kann unmittelbare Auswirkungen auf den Verlauf des Kontaktes haben und diesen für alle Beteiligten unnötig erschweren. Verschränkte Arme sind z. B. häufig ein Zeichen von Abwehr und werden unbewusst oder bewusst von anderen Menschen als Ablehnung oder Desinteresse interpretiert. Eine offene Körperhaltung kann dagegen auch beim Gegenüber zu mehr Offenheit und Entspannung führen. Dies sind nur wenige Beispiele. In Bezug auf unsere nonverbale Kommunikation spielen sehr viele Aspekte eine Rolle und in jedem Fachbereich kommen jeweils andere mehr oder weniger zum Tragen. Eine traumainformierte Institution nimmt dieses Thema aktiv in den Blick und bietet entsprechende Fortbildungsmöglichkeiten an, um die Mitarbeitenden bestmöglich vorzubereiten.

In diesem Zusammenhang seien die Führungskräfte ausdrücklich erwähnt. Sie befinden sich hierarchisch in einer vorteilhaften Position gegenüber den Mitarbeitenden. Hier kommen die beschriebenen Faktoren besonders zum Tragen. Nicht nur im Umgang mit den Menschen, die unsere Institutionen nutzen, sondern auch untereinander ist es im Rahmen eines traumainformierten Ansatzes wichtig, derartige Situationen vor dem Hintergrund der eigenen Rolle machtkritisch zu reflektieren.

12.3 Günstige Rahmenbedingungen für Kontakte schaffen

Für einen traumainformierten Ansatz benötigen wir ausreichend Ressourcen – personell, materiell, räumlich und auch zeitlich. Damit für Kontakte die bestmöglichen Voraussetzungen geschaffen werden, ist es nötig, sich ausreichend Zeit nehmen zu können, um innerhalb des Kontaktes auch ganz und gar im Hier und Jetzt sein zu können. Gedanken an den Folgetermin oder gar Zeitdruck sind kontraproduktiv. Wir brauchen die Sicherheit, den ausgewählten Raum für die Dauer des Kontaktes auch störungsfrei nutzen zu können. Außerdem ist eine ansprechende Ausstattung von Bedeutung. In der Pädagogik heißt es: »Der Raum ist der dritte Pädagoge«. Das bedeutet, dass an erster Stelle die Peers das sind, was einen Einfluss ausübt, an zweiter Stelle steht der Pädagoge selbst und an dritter Stelle ist der Raum, der ebenfalls eine entscheidende Wirkung auf das Miteinander und die Atmosphäre hat. Schaffen wir also eine ansprechende Atmosphäre, wird es hochbelasteten Menschen leichter fallen, sich auf die Situation einzulassen, die Anspannung sinkt und unabhängig von der Art der Institution können Kontakte oft konfliktärmer und (denken wir z. B. an das Justizsystem) auch effizienter gestaltet werden. Gleiches gilt aber auch für die Mitarbeitenden. Finden sie einen wohl strukturierten, zweckmäßigen, angenehm gestalteten, sauberen und geruchsfreien Raum vor, können sie wiederum besser die eigenen Ressourcen aktivieren und sind schlussendlich auch effektiver in dem, was ihren Arbeitsauftrag primär ausmacht. Müssen sich hingegen Menschen zunächst einmal mit viel Aufwand einen angenehmen Rahmen schaffen, kostet es neben Zeit auch Motivation und emotionale Kräfte, die anders besser eingesetzt werden können.

12.4 First things first

Deeskalation hat Vorrang. Wenn es innerhalb eines Kontaktes zu hoher Anspannung oder krisenhaften Zuspitzungen kommt, ist eine wichtige, professionelle Schlüsselkompetenz das Umschalten in einen anderen Modus. Das heißt, wir müssen es schaffen in diesem Moment zu erkennen, dass eine inhaltliche Auseinandersetzung gerade nicht möglich ist und von unserem eigentlichen Ziel in diesem Kontakt temporär Abstand nehmen. Zunächst muss die Krise bewältigt, die Anspannung gesenkt (auch die eigene) oder die Dissoziation beendet werden. Erst dann können wir zu unserem eigentlichen Plan zurückkehren. Was so einfach klingt, ist in der Praxis häufig nicht so leicht. Oft haben wir das Gefühl nicht die Zeit zu haben, die es bräuchte, um sich der Situation ausreichend anzunehmen. Die Erfahrung in der Arbeit mit vielen derartigen Krisen zeigt mir allerdings, dass es am Ende Zeit spart, wenn man sich dem Problem gezielt zuwendet, anstatt das ursprüngliche Ziel starr weiter zu verfolgen. Auf jeden Fall aber fällt das Ergebnis selten schlechter aus, da in diesen Zuständen in der Regel keine erfolgsversprechenden Ergebnisse zu erwarten sind. Wir brauchen also Menschen mit den nötigen Fertigkeiten, um diese Situationen möglichst empathisch wie effektiv bewältigen zu können – im Kollegium, wie auch in Führungspositionen. Dazu bedarf es der entsprechenden Schulungen und eines gemeinsamen Verständnisses im Team, sodass das, was die eine Person tut, für die andere möglichst auch ohne Erklärung Sinn ergibt, da es eine gemeinsame Grundhaltung und ein bekanntes Prozedere gibt, an das sich alle gemeinsam halten können.

12.5 Handlungslogiken des eigenen Systems reflektieren

Das eigene System durch die traumainformierte Brille zu betrachten und zu hinterfragen ist ein wichtiges Element in der Entwicklung eines traumainformierten Ansatzes innerhalb einer Organisation. Es braucht Personen, die das eigene Handeln aber auch die Strukturen, Abläufe und Standards immer wieder auf Traumainformiertheit überprüfen. Damit dies auch zu Ergebnissen führt, bedarf es einer Kultur innerhalb der Institution, die die daraus resultierenden Vorschläge annimmt und gegenüber nötigen Veränderungen offen ist. Dabei müssen konträre Meinungen willkommen sein, da nur aus zwei sich gegenüberstehenden Ideen etwas Neues entstehen kann. Leitungen sind in der Pflicht, Wege zu finden, wie gemeinsam beschlossene Veränderungen konkret umgesetzt werden können und wie dies transparent und traumainformiert mit dem Kollegium kommuniziert werden kann. Über die beschäftigungsbezogenen Prozesse hinaus sollten auch Richtlinien und Dokumente auf einen traumainformierten Ansatz überprüft und ggf. verändert werden. Hierzu kann es sinnvoll sein (je nach Größe der Institution) eine Stelle zu schaffen, die für die Überwachung des traumainformierten Veränderungsprozess verantwortlich ist. So kann der Aufbau eines traumainformierten Arbeitsplatzes gelingen.

12.6 Der emotionale Container in der Gesprächsführung

Wir lernen in den unterschiedlichen Berufsfeldern unterschiedliche Formen und Ansätze der Gesprächsführung. Letztlich hängt das gewählte Verfahren auch vom jeweiligen Auftrag und der Zielsetzung ab. Im Kontakt mit belasteten Menschen, sei es in der konkreten, belastenden Situation selbst oder unabhängig von dieser in einem anderen Kontext haben sich die folgenden Qualitäten als sehr wirksam erwiesen und vor allem, wenn der Auftrag der Fachkräfte nicht primär in der Begleitung und Betreuung hochbelasteter Menschen besteht und sie diesen in anderen Kontexten begegnen.

12.6.1 Reflektieren

Wir als Fachkräfte können Betroffenen helfen, indem wir sie gut beobachten und in schwierigen Situationen bei der Benennung von Gefühlen unterstützen. Wie bereits beschrieben haben Traumabetroffene häufig Probleme damit. Tatsächlich hilft das Benennen eines Gefühls bereits bei der Regulation. Häufig schwächt es sich deutlich ab, sobald es benannt ist, oder das darunter liegende Gefühl kann zum Vorschein kommen. Ein Mensch, der sich aggressiv verhält, schreit und uns beschimpft, weil sein Kind gerade operiert wird und niemand ihm sagen kann, wie es dem Kind geht oder wie die Operation verläuft, wirkt vordergründig wütend. Wir können also zunächst beschreiben, was wir sehen, z. B.: »Sie wirken gerade sehr aufgebracht und wütend«. Daraus kann im Kontakt dann ein Dialog entstehen, der es zu einem späteren Zeitpunkt eventuell zulässt, auch das vermutete, darunterliegende Gefühl anzusprechen, wie: »Ich könnte mir vorstellen, dass Sie sehr besorgt sind, wie es Ihrem Kind geht?«.

Wenn das gelingt, wird die vorher präsente Wut häufig dem eigentlichen Gefühl weichen und ein viel ruhigerer und konstruktiverer Kontakt wird möglich. Für das Gelingen einer solchen Intervention ist eine positive Beziehung von Vorteil. Dabei ist nicht notwendigerweise eine bereits lange bestehende Bekanntschaft gemeint. Eine positive Beziehungsebene können wir auch in kurzer Zeit erreichen. In der beschriebenen Situation kann es in Minuten gelingen diese herzustellen. Häufig ist ein geeigneter Weg zunächst basale Unterstützung anzubieten und/oder sich mit dem ausgedrückten Gefühl zu solidarisieren. Also: »Ich würde mich in Ihrer Situation wahrscheinlich ähnlich oder genauso fühlen«. Ist bereits eine eher belastete

Beziehung gegeben, kann es von Vorteil sein, als Ansprechperson zurückzutreten und Unterstützung von anderen Fachkräften anzunehmen. Für diesen Schritt ist die Reflektion unserer eigenen Position wichtig. Genauso, wie wir die Systemlogik immer wieder reflektieren müssen, weil sich Rahmenbedingungen, Situationen, Gesellschaften usw. verändern, bedarf es einer kontinuierlichen Selbstreflektion. Unsere eigenen Erfahrungen haben auch uns geprägt und dazu geführt, dass wir Dinge so bewerten, wie wir es eben tun. Ein Mensch, der als Kind von einem Hund gebissen wurde, bewertet Hunde wahrscheinlich anders als jemand, dem das nie passiert ist. Jemand, der mit Hunden aufgewachsen ist, bewertet sie womöglich anders als jemand, der nie Kontakt zu diesen Tieren hatte. So sind auch unsere Bewertungen das Ergebnis unserer gemachten Erfahrungen. Diese zu hinterfragen und unsere Reaktionen dadurch bewusster werden zu lassen, ist Teil eines traumainformierten Prozesses. Eine Institution, die sich traumainformiert aufstellt, wird sich dieser wichtigen Fähigkeit bewusst und belässt es nicht bei einer individuellen Fähigkeit, die vorhanden ist oder aber auch nicht, sondern fördert diese Fähigkeit auf institutioneller Ebene durch verschiedene Strukturen.

12.6.2 Validieren

Validieren meint ein wertfreies Herausstellen der Nachvollziehbarkeit von Gedanken, Gefühlen, Wünschen, Handlungen, Anstrengungen usw. Es meint nicht, dass wir gutheißen, was gesagt oder getan wird. Ich kann auch Verhaltensweisen validieren, die ich grundlegend ablehne, wenn ich verstehe, wie es dazu gekommen ist. Ich kann einem Menschen z. B. rückmelden: »Ich finde es nachvollziehbar, dass Sie in dieser Situation wütend werden und am liebsten alles kaputtschlagen möchten«. Das meint nicht, dass ich ihn dazu ermutige es auch zu tun, sondern nur dass es prinzipiell nachvollziehbar ist sich so zu fühlen und diese Handlungsimpulse zu haben. Wenn ich diesen Schritt vollzogen habe, kann ich auch eine Veränderungsforderung einbringen, wie: »Gleichzeitig möchte ich, dass unsere Einrichtung heil bleibt. Wie kriegen wir das hin?«.

Wenn es um das konkrete Sprechen über ein traumatisches Geschehen geht, stehen häufig Gefühle wie Scham oder irrationale Schuld im Weg. Hier können wir ebenfalls mit Validierung arbeiten, um diese Gefühle zu adressieren und abzuschwächen, indem wir z. B. sagen: »Ich kann mir vorstellen, dass es ihnen unangenehm ist darüber zu sprechen«. Diese Art von Kontakt und Gespräch findet natürlich nur in sehr ausgewählten Arbeitsfeldern statt. In vielen anderen sind die Kontakte eher von Verhaltensweisen geprägt, die wir in unserem individuellen Auftrag eventuell abschwächen, verändern oder nur verstehen wollen. In wieder anderen treten Symptome mehr als Störung eines ganz anderen Ablaufs auf (z. B. in Behörden). Auch hier ist das Validieren hilfreich, um den eigentlichen Arbeitsauftrag bestmöglich erfüllen zu können. Also auch in nicht-therapeutischen und nicht-pädagogischen Bereichen kann es sehr hilfreich sein, über diese Fähigkeiten zu verfügen, um die auftretenden Störungen möglichst gut aufzufangen und zur eigentlichen Tätigkeit zurückkehren zu können.

Auf Mitarbeitendenebene wirkt sich ein validierendes Umfeld deutlich auf die Zufriedenheit und das Gefühl der emotionalen Sicherheit der dort tätigen Menschen aus. Wenn ich im Job das Gefühl habe, dass ich Menschen um mich habe, die auch in den anstrengenden und angespannten Momenten nachvollziehen können, wieso es mir so geht, wie es mir gerade geht, fühle ich mich deutlich mehr unterstützt, als wenn ich ggf. etwas zu hören bekomme wie »Reg dich nicht auf«. Bei so einer Reaktion (und möge sie auch noch so gut gemeint sein) schwingt auch stets die Botschaft mit, dass meine Gefühle zu dieser konkreten Sache nicht angemessen oder wichtig sind. Früher oder später hören Menschen in einer solchen Umgebung auf, sich ehrlich mitzuteilen, nicht selten kommt es zu einer defensiven Haltung voller Rechtfertigungen und innerhalb eines Teams entstehen Konflikte, die zusätzlich (sowieso oft sehr begrenzte) Ressourcen binden.

12.6.3 Normalisieren

Anknüpfend an die Validierung können wir, im Kontakt mit der beschriebenen Person, eine Normalisierung anfügen, wie: »Viele, die so etwas erleben, empfinden so oder so ähnlich«. Das hilft vor allem auch deshalb Betroffenen, weil sie häufig Scham bezüglich ihrer Scham empfinden. Sie versuchen zu verstecken, dass sie sich schämen, was selten gelingt, was die Scham weiter steigert.

Bei aggressiven Verhaltensweisen wäre es, wie in dem Beispiel in ▶ Kap. 10, je nach konkreter Situation wichtig, das Gefühl von der Handlungsebene zu trennen. Ich kann, auch wenn ich Aggression nicht normalisieren will (obwohl auch das auf einer gewissen Ebene denkbar wäre, da Aggressionen evolutionär betrachtet der Arterhaltung dienen und daher auch wichtig sind), das Gefühl, das zur Aggression führt, normalisieren. Wut z. B. ist erst einmal für sich genommen ein Gefühl, mehr nicht. Es zu empfinden ist grundsätzlich normal. Was ich damit mache, wäre dann eine andere Ebene. Hier sind Menschen sehr verschieden, je nach gemachten Erfahrungen; wir können nicht von dem, was für uns »normal« ist, auf alle anderen Menschen schließen. Normal ist in diesem Zusammenhang erst einmal alles, was irgendwie erklärbar ist und bei vielen Menschen vorkommt. Wir würden ja auch nicht sagen, Diabetes zu bekommen sei nicht normal, nur weil wir davon nicht betroffen sind. Dass es nicht wünschenswert ist, Diabetes zu bekommen, ist – denke ich – Konsens. Unnormal wäre es nicht, wenn man die Gesamtbevölkerung betrachtet.

Ein Beispiel für Normalisierung auf Mitarbeitendenebene wäre, wenn Mitarbeitende, z. B. aufgrund veränderter Voraussetzungen in ein anderes Büro umziehen müssen, einem anderen Team zugeordnet werden oder ihren Aufgabenbereich verändern müssen. Sie reagieren normalerweise nicht mit überschwänglicher Freude. Veränderungen sind, wie wir bereits bei den Resilienzfaktoren gesehen haben, eine Herausforderung. Eine Institution tut gut daran, Widerstand in einer solchen Situation zunächst als etwas Erwartbares und Normales anzuerkennen und es auch offen so zu benennen. Durch die Normalisierung haben Menschen das Gefühl, mit ihrer Reaktion nicht aus dem Rahmen zu fallen und verstanden zu werden. Nun könnte man befürchten, dass durch die Normalisierung auch automatisch die Legitimierung für andauernden Widerstand und ein Nichtbefolgen der neuen Anweisungen mit sich bringt. Hier kommt es natürlich auch weiterhin auf die anderen Schlüsselkompetenzen an, um eine ausgeglichene Reaktion zu erreichen. Diese erreichen wir tatsächlich häufiger und schneller, wenn wir unserem Gegenüber (unabhängig davon, ob es Nutzende unseres Systems sind oder Mitarbeitende) das Gefühl geben, dass die Reaktionen zunächst einmal nicht ungewöhnlich sind.

13 Interdisziplinäre und systemübergreifende Zusammenarbeit zwischen Angeboten und Versorgungssystemen

Die folgenden Interviews dienen vor allem dem gegenseitigen Verstehen der jeweiligen Systemlogiken. Sie sind mit unterschiedlichen Professionen geführt worden, um einen möglichst guten Einblick in die jeweilige Arbeit zu geben und Menschen aus anderen, z. T. angrenzenden Fachbereichen Informationen zu vermitteln, die auf die eigene Arbeit zurückwirken können. Welche Information für wen hilfreich und von Nutzen sein kann, darf individuell eingeschätzt und bewertet werden. Sicherlich hätte dieses Kapitel auch doppelt so viele Interviews enthalten können. In dieser Auflage wurde sich vorerst für diese Auswahl entschieden. Zugunsten der Lesbarkeit wurden den Interviews stets kurze Zusammenfassungen vorangestellt. Die Interviews 13.1 bis 13.5 sind jeweils nur in Teilen abgedruckt. Die vollständigen Interviews können über den QR-Code im Kap. »Zusatzmaterial zum Download« heruntergeladen werden.

13.1 Traumainformiertes Arbeiten in der Schule

Interview mit Herrn Brysinski

Herr Brysinski ist Grundschul- und Beratungslehrer an der Schule am Park in Hamburg Harburg. Im Jahr 2012 schloss er sein Studium zum Grund- und Mittelstufen-Lehramt an der Universität Hamburg ab. Durch verschiedene Tätigkeiten in Jugendhilfe und Hilfe für Menschen mit Behinderung verfügt er über Erfahrungen in verschiedenen pädagogischen Handlungsfeldern. Er ist seit 2015 als Lehrer in Hamburg tätig.

In diesem Interview werden die Herausforderungen einer Grundschule sowie die Bedeutung der mentalen Gesundheit im deutschen Schulsystem behandelt. Der Lehrer berichtet von den Schwierigkeiten, die sich aus Sprachbarrieren, kulturellen Unterschieden und familiären Umständen ergeben, und hebt die Relevanz der Elternarbeit, der Demokratiepädagogik und des Sozialtrainings hervor. Gleichzeitig wird die Notwendigkeit von Fortbildungsangeboten für Lehrer diskutiert, um deren emotionale Belastung zu verringern. Ein weiteres Thema ist die zunehmende Bedeutung der mentalen Gesundheit, wobei Programme zur Emotionsregulation und Gewaltprävention sowie der Bedarf an individualisiertem Unterricht und multiprofessionellen Ansätzen betont werden.

Sabrina Henning: Würden Sie vielleicht einmal erzählen, an welcher Schule Sie arbeiten, welche Fächer Sie unterrichten und welche Altersgruppe?

Herr Brysinski: Ich bin an der Grundschule in Harburg, Schule am Park. Sie ist vor dreieinhalb Jahren gegründet worden. Jetzt läuft gerade der erste Jahrgang, der zu Ende geht. Ich bin dort eingesetzt von der ersten bis zur vierten Klasse. Das heißt, die Kinder sind 5 respektive 6 bis 10 oder 11 Jahre alt. Ausgebildet bin ich als Grund- und Mittelstufenlehrer und habe vorher auch bis zur 10. Klasse unterrichtet, an einer anderen Schule. Als Grundschullehrer bin ich pädagogischer Zehnkämpfer. Also ich mache mehr oder minder alles bzw. habe schon alles gemacht. Ich unterrichte derzeit nur keinen Sport, keine Musik und keine Kunst und kein Englisch. Den Rest der Fächer mache ich derzeit, viel Sachunterricht. Das heißt, den ganzen naturwissenschaftlichen, gesellschaftlichen Bereich, Religion und vor allem Mathe.

Wie viele Schüler:innen sind an Ihrer Schule?

Also die unteren Jahrgänge sind vierzügig. Und von unserem Einzugsfaktor ist die Klassengröße auf 19, höchstens 20 Kinder beschränkt. Das heißt, pro Jahrgangsstufe sind das dann perspektivisch 80 Kinder.

Man kann sich vorstellen, dass wahrscheinlich nicht immer alles reibungslos verläuft, wenn so viele Kinder zusammenkommen. Was sind die größten Herausforderungen im Alltag?

Die Sprachbarriere ist oft groß, vor allem in der Elternarbeit, und gerade in der Grundschule ist Elternarbeit essenziell. Sicherlich ist das auch in den weiterführenden Schulen so, aber in der Grundschule nochmal in besonderer Form. Die Sprachbarriere kann bei den Schüler:innen natürlich oft zu Frustration führen. Frustration führt dann häufig auch zu Rückzug, zu Abschottung. Das führt unter Umständen dann zu verbalen Äußerungen, die teilweise schon sehr unter die Gürtellinie gehen, bis hin zu Streitereien. Große Gewaltvorfälle, also meldepflichtige Gewaltvorfälle (gefährliche Körperverletzung, die eine Schule melden muss), haben wir bisher nicht, aber es gibt natürlich schon körperliche Auseinandersetzungen. Das sind häufige Schwierigkeiten und wie gesagt, viel Frustration, beleidigtes In-der-Ecke-Sitzen, sowas.

Haben Sie pädagogische Mittel und Wege, mit diesen Situationen umzugehen?

Wir haben im Bereich der Demokratiepädagogik einen fest installierten Klassenrat und ein Schüler:innenparlament, welches die Schüler:innen ab den Vorschulklassen angeleitet machen und später selber leiten. Dazu gehört auch eine Form der Streitklärung. Dabei werden die Schüler:innen über verschiedene Methoden unterstützt. Ich nutze gerne den Streitschlichter-Teppich, den sie eigenständig bedienen können oder angeleitet durch den oder die Klassensprecher:in. Dann gibt es

natürlich auch Sozialtrainings, die wir mit der Klasse machen. Als Klassenlehrer probiere ich im Guten, ohne Schuldzuweisung, die Eltern mitzunehmen, weil, egal wie schwierig das manchmal mit Eltern ist, ich bin ganz fest davon überzeugt, dass jedes Elternteil ein Interesse am Bildungserfolg des Kindes hat. Wenn man die Eltern mitnimmt und es nicht darum geht, das Kind abzustempeln, sondern Lösungen zu finden, dann geht das ganz gut. Trotzdem darf man bei jedem Elterngespräch nicht vergessen, die Eltern sind nicht in der Schule, sondern wir müssen irgendwie die Kinder stärken, damit sie so etwas selbst können. Und nebenbei bin ich ja derjenige, der den Beratungsdienst aufbaut, also als Beratungslehrer, und da können die Schüler:innen bei jeglichen gelagerten Problemen, privaten oder schulischen, zu mir kommen und die Eltern könnten das auch.
Ich berate Kolleg:innen, Schüler:innen und Eltern, dafür bin ich dann noch da.

Auf Ihre Beraterrolle würde ich gleich noch mal kommen, um genauer darauf einzugehen. Mich würde Folgendes interessieren: Wenn Sie diese Situationen beschreiben, klingt das pädagogisch anspruchsvoll. Sie haben es mit vielen Kindern, Sichtweisen, Emotionen und Handlungsimpulsen gleichzeitig zu tun. Würden Sie sagen, dass Sie innerhalb Ihres Lehramtsstudiums auf diese Aufgabe ausreichend vorbereitet wurden?

Ich bin noch einer der alten Studiengänge, ich habe noch das Staatsexamen gemacht, nicht den Bachelor- bzw. Masterabschluss. Ich würde sagen, das kann ich erstmal mit nein beantworten. Heute ist das Lehramtsstudium ein bisschen praxisnaher, aber unser Beruf ist es zu lehren in erster Linie und darauf war mein Studium ausgelegt. Natürlich ist da ein bisschen pädagogische Psychologie drin, und natürlich Erziehungswissenschaft, wobei oft sehr theorielastig, was ich gar nicht bewerten will. Ich finde das gar nicht so schlimm, dass man da so ein theoretisches Refugium hat, in dem man erstmal wissenschaftlich arbeitet, um dann im Referendariat in die Praxis zu gehen. Vorbereitungsdienst heißt das ja heute. Was mich mehr trainiert hat, ist, dass ich sehr lange ehrenamtlich als Jugendgruppenleiter gearbeitet habe und in der Zeit zwischen Studium und Referendariat bei einem Kinder- und Jugendhilfeträger tätig war und am Ende hat auch mein Zivildienst geholfen. Das sind alles Sachen, die mich auf jeden Fall besser darauf vorbereitet haben als alles im Studium.
Die Frage ist ja, kann ein Studium sowas überhaupt leisten?
Also sicherlich wäre ein bisschen stärkere Unterstützung sinnvoll, aber so ein paar Sachen sind auch ganz gut, einfach in der Praxis zu erfahren, und dann zu gucken, wie man da weiterkommt.

Wenn Sie sagen, dass an dem einen oder anderen Punkt ein bisschen mehr Unterstützung gut gewesen wäre, was wären aus Ihrer Sicht ein oder zwei konkrete Punkte?

Wir müssen ein Sozialpraktikum machen und da wäre es vielleicht schon klüger gewesen, das einzugrenzen, damit man sich Menschen und Themen mal ein bisschen anders nähert.

Das Sozialpraktikum konnte man so ziemlich machen, wo man wollte. In meiner Erinnerung ist das außerdem sehr kurz gewesen und nicht so gehaltvoll. Also so war das für mich, vielleicht hat das anderen mehr gebracht, aber es ist natürlich schwierig, egal in welcher Altersstufe, ob das jetzt die Grundschule, die Vorschule, die Mittelstufe oder die gymnasiale Oberstufe ist, da hast du so eine Vielschichtigkeit von verschiedenen Menschen mit ihren Problemen.
Und rein statistisch hast du in einer Klasse von 20 wahrscheinlich mindestens einen Vater oder eine Mutter mit Alkoholproblematik, unschöne Trennungsgeschichten, bei denen die Eltern so agieren, dass es für das Kind emotional schwierig wird. Statistisch hast du auch irgendwo unter den Schüler:innen Betroffene von sexueller Gewalt. Wir haben einen ganzen Ausschnitt der Gesellschaft, der da sitzt, also wie soll man die Kinder alle auf das Leben vorbereiten? Wichtig ist, wenn man dann in der Praxis ist, dass ein Kollegium zusammen gut funktioniert und dass es Erfahrungsaustausch und Unterstützungsangebote gibt, die es seitens der Behörde gibt und auch wahrgenommen werden und man sich damit auch auskennt. Dann ist das »learning by doing«.

Welche Unterstützungsangebote gibt es?

Wir haben natürlich die regionalen Bildungs- und Beratungszentren, die für uns zuständig sind. Wenn man nicht weiß, wie man weiterkommt, kann man sich da melden, die wissen es dann. Und wenn man über das ReBBZ (Regionales Bildungs- und Beratungszentrum) geht, dann wird einem schon geholfen. Andererseits gibt es natürlich auch beim Lehrer:inneninstitut diverse Beratungsstellen, an die man sich wenden kann. Dann hast du natürlich für Gewaltprävention das Kriseninterventionsteam, das mit den Flüchtlingswellen für uns noch präsenter wurde, du hast Beratungsstellen zu sexueller Gewalt. Du kannst dich auch beim Jugendamt beraten lassen, erstmal anonym, dann über die Kinderschutzhäuser, die KJP, die freien Träger in der Umgebung, wo niedrigschwellige Beratung möglich ist.
Das Schwierige ist natürlich nur, dass du jemanden haben musst, der das alles weiß und das Netzwerk aufbaut. Ich glaube, für Lehrer:innen, die frisch aus dem Vorbereitungsdienst kommen, ist das sehr überfordernd. Und dann heißt es »Wissen weitergeben« und Leute unterstützen. Das ist, glaube ich, für Kolleg:innen, die neu anfangen, die viel mit dem Unterricht zu tun haben, die ganz engagierte, tolle Lehrer sind, oft überfordernd. Es gibt eine Menge, was noch nebenbei zum Lehrberuf dazugehört, was man vorher nicht weiß. Es gibt ja bei uns allen, die wir hier leben, keinen Beruf, den alle so gut kennen wie den Lehrberuf. Wir waren alle in der Schule und gleichzeitig ist dieser Beruf so fremd für die meisten Leute. Ich weiß, mein Lehrer oder meine Lehrerin steht vor mir und unterrichtet mich oder im besten Fall werde ich angeleitet, dass ich selbstständig etwas lernen kann. Das kennen wir alle, da wissen wir alle, wie es läuft. Und wenn ich Mist mache, dann rufen Lehrer:innen bei meinen Eltern an. Das ist so das klassische Bild. Und so ist es ja nicht. Das gehört sicherlich zum Beruf, aber ist nur ein Teil von der Arbeit, ein Großteil ist etwas anderes. Dieser ganze Frontalkram hat seine Berechtigung, aber ist ja nicht mehr das, was es vielleicht mal war. Heute helfen Lehrer:innen eigenständig zu lernen und sind auch Lernberater:innen. Klassenmanagement ist genau

das. Also wie unterstütze ich Schüler:innen, die Schwierigkeiten haben?
Wie unterstütze ich im Zweifel die Eltern?
Wie unterstütze ich Kolleg:innen?
Und dann steht natürlich trotzdem nochmal die Unterrichtsvorbereitung, aber es ist ganz viel mehr als das, was man so sieht und was man so kennt.

Sie haben Beispiele angesprochen, wie den Umgang mit eventuell hochstrittigen Eltern, aber auch Drogen- oder Alkoholmissbrauch in der Familie, Gewalt oder andere potenziell traumatische Erfahrungen. Würden Sie sagen, dass für Lehrpersonen ausreichend Fortbildungsmaßnahmen vorgehalten und angeboten werden, damit Sie sich diesen Themen auch nähern können?

So wie ich es erlebt habe, bildet sich ein Kollegium dann fort als Gesamtkollegium, wenn es gerade notwendig ist. Wir schaffen es im Alltag oft nicht, uns präventiv fortzubilden.
Also natürlich haben wir Präventionsmaßnahmen und Projektwochen zur Gewaltprävention und so weiter. Eine Lehrkraft hat 30 Fortbildungsstunden, davon gibt es dann schon mal was Schulinternes, weil wir an bestimmten Themen dran sind, bei denen wir uns gemeinsam fortbilden müssen, und dann liegt es ganz stark an den Personen selbst. Wenn man das Gefühl hat »Mir entgleitet die Klasse, z. B. im Matheunterricht«, dann ist das ein bisschen berufsimmanent, dass Lehrpersonen erstmal denken »Okay, vielleicht ist mein Matheunterricht zu schlecht und ich bilde mich da nochmal ein Stück weit fort«, anstatt im Bereich Sozialtraining oder Präventionsmaßnahmen oder so fortzubilden und diesen Blick dafür zu bekommen. Sich da fortzubilden hat ja auch was mit Erkenntnisgewinn zu tun, der einfach seine Zeit braucht. Die Angebote sind da, die gibt es, die müssen aber gesucht werden und die müssen passen, vor allen Dingen in den zeitlichen Rahmen. Mit einer 100-%-Stelle arbeiten die wenigsten. Dabei haben wir eine ca. 47-Stunden-Woche, rechnerisch gehören dazu 30 Stunden Fortbildung. Fortbildungsverpflichtungen zu erfüllen ist sehr herausfordernd. Das heißt nicht, dass Kolleg:innen das nicht schaffen, aber so als komplette Schule ist das schwierig.

Haben Sie eine Idee, was es brauchen würde, damit es regelmäßig gelingen kann?

Vor allem Zeit. Es herrscht viel das Gefühl vor, »das kommt jetzt auch noch obendrauf«. Wir sind uns z. B. einig, dass Digitalisierung Einzug halten muss. Und das, was man am meisten hört, als Beispiel, ist, dass alle Lehrer:innen fortgebildet werden müssen, und manchmal sitzt man im Kollegium und fragt sich, ob alle denken, wir sind zu doof, einen Computer anzuschalten. Das stimmt natürlich nicht, sondern es ist einfach keine Zeit da, die Programme sind nicht dementsprechend eingeführt bzw. besitzen die Schulen gar nicht. Da war Corona ein gutes Beispiel. Da hat in Hamburg relativ viel geklappt, weil wir vieles von unserem Zuhause aus machen konnten und dort, in unserem privaten Bereich, alles vorhanden war. Wir haben nun mal einen Job mit viel Büroarbeit und sind nicht so ausgestattet, dass wir alle einen Arbeitsplatz in der Schule haben. Immer, wenn was obendrauf kommt, und ich habe ja gesagt, was wir alle nebenbei zu tun haben, plus natürlich den Unterricht vor- und nachzubereiten, ist das sehr viel. Und wenn dann neue Maßnahmen dazukommen, aber dafür nichts wegfällt und es gefühlt nur immer mehr wird in dem Stundenumfang, dann ist es sehr schwer sich zu entwickeln. Bei jeder Fortbildung brauchst du z. B. auch Zeit, das Gelernte zu verarbeiten, Sachen auszuprobieren, nicht nur dazusitzen und sich berieseln zu lassen, sondern das auch wirklich mitzunehmen und auch so aufzuarbeiten im besten Fall. Kolleg:innen helfen zu können ist am Ende eine Zeitfrage und eine Personalfrage. Es braucht mehr Sozialpädagog:innen, die bestimmte Sachen arbeiten, damit die Lehrer:innen sich stärker auf das Lehren konzentrieren können. Nicht dass Lehrer:innen sich nicht auch um schwierige Situationen kümmern können. Aber die schwierige Situation passiert ja im Unterricht. Das heißt, mit so einer Hyperheterogenität der Schüler:innen hast du natürlich auch, um allen gerecht zu werden, mit ganz viel Differenzierung zu tun, wenn du möchtest, dass sie trotzdem am selben Lerngegenstand arbeiten. Alle, die gefordert werden müssen, sollen gefordert werden und alle, die gefördert werden müssen, sollen individuell gefördert werden. Und auch die Forderung ist übrigens individuell. Das sauber zu machen ist sehr anspruchsvoll. Wenn dann zumindest ein multiprofessionelles Team da wäre, bei dem klar ist, wer welche Aufgabe übernimmt – und natürlich unterstützen wir uns. Man unterstützt sich und hätte dann vielleicht ein bisschen Zeit gewonnen und auch die Schüler:innen haben nochmal eine andere Ansprechperson, weil das die Krux am Lehrberuf ist, egal wie viel Mühe man sich gibt und wie nett man ist. Am Ende ist man trotzdem die Person, die bewertet. Und zwar immer. Das gehört zu unserem Beruf dazu. Wenn in Klassen noch eine Person wäre, die nicht die Bewertungsrolle hat, kann man sich vielleicht auch anders öffnen und da schließt ja auch der Beratungsdienst, den alle Hamburger Schulen aufbauen bzw. schon aufgebaut haben, an. Das ist ja immer ein bewertungsfreier Raum. Und natürlich muss auch die Schule im Sozialraum gut vernetzt sein und das liegt aus meiner Sicht noch zu oft zu sehr an Einzelnen. Wenn du eine Schulleitung hast, die sich vernetzen will, dann passiert das, aber auch das kostet Zeit, die die wenigsten in dem Maße haben.

Es gibt kein System, keinen standardisierten Ablauf, um diese Zusammenarbeit und diese Vernetzung zu schaffen?

Nein, es gibt keine standardisierte Vernetzung. Also Harburg sieht ja z. B. anders aus als z. B. Langenhorn. Da sind andere Träger und natürlich gibt es im Jugendamt auch jemanden, der für Netzwerkarbeit zuständig ist und von wo man sich Kontakte geben lassen kann, aber dann hat man die noch lange nicht besucht, oder mit denen gesprochen. Manchmal ist doch so ein Augenkontakt ganz wichtig.

Das klingt nach ganz schön viel Druck für Lehrpersonen, wenn ich so höre, was Sie alles so können und abliefern müssen. Würden Sie sagen, dass Sie sich im Rahmen Ihrer Tätigkeit als Lehrer ausreichend sicher fühlen, sowohl im Außen als auch im Innen?

Der Lehrberuf ist ein Beruf mit einem hohen Verantwortungsgefühl, ein Beruf, in dem eine Bindung entsteht zwischen Lehrkräften und Kindern. Dadurch kann es schon passieren, dass Kolleg:innen Sachen mit nach Hause nehmen. Was passiert jetzt mit dem Kind, wenn ich krank bin? Kann ich überhaupt krank sein? Ich glaube, das ist im pädagogischen Beruf nicht nur für Lehrer:innen, sondern allgemein in pädagogischen Berufen immer da. Sich da abzugrenzen ist sehr schwierig. Das heißt, es ist eine hohe Belastung. Das Thema der äußeren Sicherheit gibt es auch schon an Grundschulen. Es gibt natürlich noch einen körperlichen Unterschied im Vergleich z. B. zu Oberstufen. Das heißt, wenn mir ein Grundschüler eine pfeffert, dann, ganz banal gesprochen, ist das was anderes, als wenn es ein Zehntklässler macht.

Ist Ihnen das schon mal passiert?[3]

13.2 Kinderschutz

Interview mit Christine Busch

Die Kinderschutzkoordinatorin Christine Busch war nach ihrer Ausbildung zur Erzieherin zunächst im Elementarbereich tätig. 1993 schloss sie ihr Studium zur Diplom-Sozialpädagogin ab und absolvierte Weiterbildungen in Systemischer Beratung, Traumapädagogik und Kinderschutz. Seit 1993 ist sie in unterschiedlichen Funktionen im Allgemeinen Sozialen Dienst tätig, wo sie seit 2007 als Koordinatorin für Kinderschutz mit Fragen rund um die Gefährdungseinschätzung im Kinderschutz für Mitarbeitende im Fachamt und andere Berufsgeheimnisträger betraut ist.

In diesen Gesprächen werden die Herausforderungen und Prozesse im Kinderschutz in Hamburg sowie die Bedeutung von Fortbildung und Transparenz in der traumainformierten Arbeit thematisiert. Die Kinderschutzkoordinatorin erläutert ihre Rolle, die gesetzlichen Grundlagen und die Notwendigkeit der Mitbestimmung von Kindern in Inobhutnahmeprozessen. Zudem wird die Relevanz kontinuierlicher Weiterbildung für Fachkräfte in der Traumapädagogik hervorgehoben, um eine effektive Unterstützung für Kinder und ihre Familien zu gewährleisten. Der Dialog beleuchtet die Herausforderungen in der Zusammenarbeit zwischen Institutionen und die Notwendigkeit, Fachkräfte besser zu informieren.

Sabrina Henning: Würden Sie erst einmal grob erklären, was Sie genau machen?

3 Das vollständige Interview können Sie über den QR-Code im Kapitel »Zusatzmaterial zum Download« herunterladen.

Christine Busch: Das nennt sich Koordination für Kinderschutz und diese Stellen gibt es in Hamburg seit dem Jahr 2005. Es sind zusätzliche Stellen, die der Hamburger Senat auf Grundlage des Senatspapier »Hamburg schützt seine Kinder« geschaffen hat. Zumindest erinnere ich das so.
Ich bin Koordinatorin für Kinderschutz in Hamburg seit 2007.

Und wo arbeiten Koordinator:innen für Kinderschutz?

Also wir sind in den Hamburger Fachämtern für Jugend- und Familienhilfe verortet. Es sind sogenannte Stabsstellen und gehören keiner Abteilung an. Unser Fachbereich ist der Kinderschutz. Einer unserer Hauptaufgaben ist die Fachberatung, die wir sowohl für interne als auch externe Fach- und Leitungskräfte anbieten.
Wir sind hauptsächlich für Fachberatung nach § 8a SGB VIII und Fachberatung nach § 8b SGB VIII zuständig.

Können Sie kurz erklären, was diese Paragrafen bedeuten?

Das sind die Paragrafen zur Gefährdungseinschätzung bei Kindeswohlgefährdung. Sie beschreiben genau, wie Fachkräfte miteinander in Kontakt kommen können, um sich austauschen zu können. Und es ist strukturiert vorgegeben, wie wir zusammenarbeiten können.
Wir sind für alle Mitarbeitenden eines Fachamtes zuständig, wenn sie sich Sorgen machen um Kinder, wenn sie Schwierigkeiten haben, mit einem Fallgeschehen, oder wenn sie einen Fall einfach nochmal besprechen wollen. Auch, wenn es divergierende Gefährdungseinschätzungen gibt zwischen mehreren Fachkräften, dann können die Fachkräfte uns immer mit hinzuziehen oder auch einfach, wenn sie Fragen haben. Diese Beratung kann auch anonym stattfinden, das heißt, ich kenne die Fachkraft eventuell beim Namen, aber nicht die Familie, um die es geht. Mir wird dann ausschließlich der Sachverhalt geschildert. Das gibt uns die Möglichkeit, dass die Menschen sich hier beraten lassen können, ohne dass wir gleich handeln müssen.
Mittlerweile schließt das Gesetz unter anderem auch die Staatsanwaltschaft mit ein. Die anonyme Fachberatung ist nach § 4 KKG für alle Berufsgeheimnisträger.

Wird dieses Angebot von Staatsanwaltschaft genutzt?

Bisher nicht.

Können auch Privatleute diese anonyme Beratung in Anspruch nehmen?

Nein, ausschließlich Fachkräfte.

Mittlerweile ist das sehr bekannt und ich habe den Eindruck, dass sich jedes Jahr zunehmend mehr an uns bzw. an mich wenden, um eine Fachberatung zu bekommen.

Und dann haben die Fachkräfte erstmal den Auftrag, selbst weiter mit den Familien zu arbeiten, im Rahmen ihrer Möglichkeiten. Manchmal ist es aber auch so, dass ich ihnen im Rahmen der Fachberatung aufzeige, was sie schon alles gemacht haben und dass sie möglicherweise auch gar nicht die Richtigen sind, um weiterhin mit der Familie so intensiv zusammenzuarbeiten, und empfehle ihnen dann in manchen Angelegenheiten, auch das Fachamt für Jugend- und Familienhilfe zu informieren. Eine Lehrerin z. B. ist immer eine Lehrerin, auch wenn sie sich sehr engagiert und für die Familie oder eine Frau oder Kinder in Not einsetzt. Sie bleibt die Lehrerin und sie kann bestimmte Dinge nicht regeln. Da steht ja auch ihr Lehrauftrag irgendwie dazwischen.
Und manche Fachkräfte sind dann auch ganz erleichtert und sagen: »Okay, wenn Sie das so einschätzen, dann mache ich das jetzt«. Und dann machen sie eine Mitteilung ans Fachamt für Jugend- und Familienhilfe.

Sie können aber nicht ein Kind z. B. von A nach B verbringen oder so. Es gibt Mitarbeitende in Schulen, die eine Not feststellen, dann anrufen und darum bitten, dass jemand von uns in die Schule kommt, um mit dem Kind zu sprechen, weil sie nicht mit dem Kind von der Schule hierherkommen können. Und dann gehen die Fachkräfte eben auch in die Schule und sprechen mit den Kindern.

Das heißt, Ihre Arbeit konzentriert sich hauptsächlich auf die Beratung von Fachkräften und Sie sind nicht direkt im Kontakt mit betroffenen Kindern und Jugendlichen?

Genau, eher nicht, sondern eher im Hintergrund oder wenn die Fachkräfte diese Unterstützung mal benötigen. Wenn sie sagen: »Wir fänden es gut, wenn du uns mal begleitest«.

Die Verantwortung bleibt aber immer bei den Fachkräften. In dem Moment, in dem wir eine Gefährdungsmeldung bekommen, müssen wir sie einschätzen. In welcher Form liegt eine Gefährdung vor und wie können oder müssen wir dieser möglichen Gefährdung begegnen?
Und da gibt es manchmal unterschiedliche Einschätzungen.

Dabei ist es sehr wichtig, dass wir auch in die Vergangenheit und in die Zukunft schauen. Vergangenheit heißt, wir gucken z. B. als Erstes, ob wir überhaupt schon mal fallzuständig waren für eine Familie und was es damals für Erkenntnisse gab. Das ist das eine. Und wir müssen natürlich auch einen Blick in die Zukunft wagen, nämlich abwägen, wenn wir jetzt heute diese Mitteilung bekommen, und wir schätzen sie ein und wir sagen, es liegt hier eine mögliche Gefährdung vor, in welcher Form wir da auch dazu beitragen können, dass diese Gefahr sich nicht weiter fortsetzt, sodass es den Kindern wieder besser geht.

Und da gibt es ganz viele unterschiedliche Interventionen und da müssen in der Regel die Fachkräfte einschätzen, wie sie weiter vorgehen. Machen sie sofort einen Hausbesuch? Laden sie die Eltern in die Dienststellen ein? Rufen sie auf jeden Fall an? Oder machen sie einen unangekündigten Hausbesuch? All das müssen sie aufgrund dessen, was ihnen mitgeteilt wurde, einschätzen.

Und da sind Sie dann beratend tätig?

Ja, also es braucht eigentlich immer nur ein Hauch von Kinderschutz in der Luft liegen und dann sind wir gern gesehene Fachkräfte. Ich hatte ja schon eingangs gesagt, wo wir überall so mitwirken hier in Hamburg. Das heißt, ich bin gar nicht immer vor Ort, aber das ist auch nicht immer erforderlich, weil ich denke, wir haben heute ein sehr gutes Krisenmanagement, im Fachamt für Jugend- und Familienhilfe in Hamburg. Und wir können jederzeit natürlich auch noch mal hinzugezogen werden. Ich sitze hier nun irgendwie relativ vor Ort, was natürlich die Möglichkeit bietet, auch mal zu fragen, ob ich dazu kommen kann. Und das machen die Abteilungen auch, aber ich bin nicht zwingend erforderlich. Im Nachhinein, wenn sie dann mit den Familien gearbeitet haben, kommt es schon häufiger vor, dass die Kolleg:innen oder auch die Leitungskräfte noch mal kommen und sagen: »Das und das ist uns mitgeteilt worden, das ist uns begegnet und das ist im Moment unsere Einschätzung. Was sagst du dazu? Würdest du noch andere Aspekte sehen? Was findest du wichtig?«.

Sie haben ein paar Beispiele genannt, was in so einem Fall Interventionen sein können. Gibt es ein standardisiertes Verfahren, wenn Sie eine Kindeswohlgefährdungsmeldung bekommen?

Inzwischen ist alles sehr standardisiert, was auch, finde ich, dazu beiträgt, dass die Fachkräfte im Fachamt für Jugend- und Familienhilfe gut aufgestellt sind, weil sie geschult werden, wenn sie neu anfangen. Und es gibt Qualitätsmanagementprozesse und in denen ist fast jeder Arbeitsschritt beschrieben. Ganz genau wird anhand von Schaubildern, aber auch an Texten dargestellt, was zu tun ist und was nicht. So haben wir z. B. einen Handlungsleitfaden bei Kriseninterventionen. Wir haben eine Arbeitshilfe zur häuslichen Gewalt entwickelt und auch bei sexualisierter Gewalt, wobei die Themen in unterschiedlicher Tiefe bearbeitet werden und auch mögliche Interventionen beschrieben werden, die hilfreich sind.

Sind diese Leitfäden öffentlich einsehbar?

Ja, auf der Hamburg Startseite, wenn man da Kinderschutz eingibt, dann müsste man die alle finden. Da steht dann »Arbeitshilfe für Fachkräfte«, sie sind aber veröffentlicht über unsere Fachbehörde.

Würden Sie sagen, es gibt in der realen Situation auch mal Stolpersteine und Probleme in der Umsetzung?

Das müsste man jetzt vielleicht so ein bisschen eingrenzen, welches Thema wir da nehmen. Wenn ich z. B. die Krisenintervention nehme, also Hausbesuche bei Krisenintervention: Ich bin auch im Fortbildungsbereich tätig und wenn ich da so aus anderen Bezirken was höre, habe ich immer das Gefühl, alle sind gleichgeschaltet und sie wissen, worauf es ankommt. Ich bin schon etwas länger in diesem Bereich und bei uns damals war es wirklich noch so, dass wir oft nur eine Fachkraft waren und wenn wir Glück hatten, hatten wir eine vertrauensvolle Kollegin oder einen Kollegen oder auch ein gutes Team. Dann hat man sich selbst Hilfe geholt oder man hat es auch alleine gemacht. Das war keine Seltenheit und heute ist es wirklich so, dass vorgeschrieben ist im § 8a, dass man im Zusammenwirken mehrerer Fachkräfte oder im Vier-Augen-Prinzip die Gefährdung einschätzen soll. Genau das ist wirklich, ich würde mal sagen, Standard in Hamburg, das so auch zu tun.

Was bedeutet der Begriff »Krise« in Ihrem Bereich?

Krise heißt, uns wird etwas mitgeteilt, von dem wir denken, da müssen wir relativ schnell Kontakt aufnehmen zu den Kindern und zu den Eltern. Wir kriegen sehr viele Mitteilungen von der Polizei.

Das ist in den letzten Jahren so entstanden, dass die Polizei, wenn sie zu einem Einsatz fährt, und nehmen wir mal das Thema häusliche Gewalt, dort vor Ort sind und sehen, in dieser Wohnung befinden sich auch minderjährige Kinder, dann müssen diese Kinder in der Situation gar nicht unbedingt anwesend sein. Die können zufällig auch an dem Wochenende bei ihrer Oma sein oder so. Aber wir kriegen trotzdem eine Mitteilung über eine mögliche Kindeswohlgefährdung von der Polizei. Bei Ruhestörung ist es ganz häufig, wenn es dann laut wird und die Polizei das als Kindeswohlgefährdung einschätzt. Jugendamt schätzt die Situation dann aber noch mal neu ein. Die zuständigen Fachkräfte stellen sich dann Fragen, wie: »Ist das für uns eine Kindeswohlgefährdung? Müssen wir jetzt sofort handeln? Können wir bis morgen warten?«. Diese Einschätzungen werden immer gemeinsam, im Zusammenwirken mehrerer Fachkräfte, vorgenommen. Die Leitungskräfte, die haben die Verantwortung, das Ganze zu steuern und im Blick zu behalten. Und das läuft, würde ich sagen, gut.

Welche Auswirkungen haben diese Krisen auf eine Institution?

Eine Krise ist ja nicht nur eine Krise in der Familie, sondern manchmal auch in der Organisation, weil man gucken muss: »Habe ich noch genug Fachkräfte, die den Kontakt zu den Betroffenen herstellen können?«. Das löst in der Organisation Unruhe aus oder muss auf jeden Fall gut geplant werden, damit man allem gerecht wird, was im Laufe eines Tages hier so ankommt.

Bekommen Sie neben den Meldungen von der Polizei noch von anderer Stelle Hinweise?

Die Mitteilungen, die wir kriegen, bekommen wir von Bürgerinnen und Bürgern selbst (Nachbarn, wenn die bestimmten Dinge mitkriegen, aber das ist eher eine kleinere Gruppe).
Schulen teilen auch ganz viel mit, genauso Kitas und Ärzte melden sich manchmal.

Wie kann so eine Mitteilung gemacht werden?

Es gibt einen § 8a Mitteilungsbogen bei Kindeswohlgefährdung für Fachkräfte aus Institutionen, Schulen usw. Dieser Bogen ist gut strukturiert und hilft den Fachkräften bei der Einschätzung einer Kindeswohlgefährdung. Dieser Fragebogen ist nicht für Privatpersonen, sondern in der Regel nutzen den Lehrerinnen, Sozialpädagoginnen in Schulen, Kitas und so weiter.

Und wie ist das, wenn ich als Privatperson etwas melden möchte?

Telefonisch, genauso wie schriftlich.

Wenn wir über solche Mitteilungen sprechen, dann sprechen wir ja häufig auch über potenziell traumatische Vorgänge für Kinder und Familien. Manchmal wird entschieden, dass ein Kind erst einmal aus der Familie herausgenommen werden muss. Das nennen Sie dann Inobhutnahme?

Ja, genau.

Worauf käme es an, um so eine Inobhutnahme abzuwenden?

Ja, das hat ja eine persönliche Komponente für alle, die beteiligt sind, genauso wie eine rechtliche natürlich. Es gibt viele Rechtsprechungen und Kommentare zur Inobhutnahme. Also ich sage es jetzt mal einfach mit meinen Worten: Eine Inobhutnahme ist wirklich das Mittel, was den stärksten Eingriff darstellt und das natürlich auch die ganze Familie und das ganze Umfeld erschüttert. Aber wir sind eigentlich immer erstmal in dem Bereich unterwegs, die Familien zu unterstützen. Wenn ich die Arbeit des Fachamtes für Jugend- und Familienhilfe vorstelle, dann sage ich immer, wir haben eigentlich drei Hauptaufgaben oder drei Themen, um die wir uns mit den Beteiligten bemühen.

Das eine ist, dass wir Familien beraten.

Da kommt jemand, ist gerade in Not, nehmen wir mal eine Trennung oder eine anstehende Trennung und alles bricht irgendwie zusammen. Das sind oft die Menschen, die von selbst kommen, weil sie sagen, ich habe Kinder und vielleicht kann ich auch erstmal eine Beratung bekommen. Es gibt neben den Jugendämtern natürlich auch Beratungsstellen in den jeweiligen Stadtteilen, die für eine Beratung aufgesucht werden können, aber sagen wir mal, die Ratsuchenden kommen zu uns in die Beratung.

Da dürfte jeder kommen, der das Gefühl hat ein Anliegen zu haben und Beratung zu brauchen?

Da kann jeder kommen. Kinder, Jugendliche, Eltern, Großeltern, im Prinzip alle, die sich Sorgen machen um ein Kind.
Das wird häufig, finde ich, nach außen ganz wenig so dargestellt, aber diese Beratung ist ein hoher Anteil unserer Arbeit.

Sie haben gesagt es gibt drei Standbeine. Welches wäre das zweite?

Der zweite große Anteil, den wir abdecken sind die unterstützenden Leistungen im ambulanten oder im stationären Bereich.

Da gehen die Fachkräfte ja schon sehr tief in die Arbeit mit den Familien hinein und gucken, was brauchen die Familien gerade.

Zum Beispiel eine alleinerziehende Mutter, bei der ein längerer Krankenhausaufenthalt ansteht oder eine Kurmaßnahme. Wer sorgt für die Kinder, wenn die Eltern es gerade nicht können?
Und die gute Freundin, die das Kind nehmen wollte, bricht jetzt auch gerade weg, dann ist die Familie in Not. Wo bekäme sie Hilfe?

In diesem Falle vielleicht auch eine stationäre Hilfe beim Fachamt für Jugend- und Familienhilfe. Das ist dieser ganze Bereich der Hilfen zur Erziehung. Jemand kommt, und braucht eine Unterstützung aufgrund einer bestimmten Lebenssituation. Nicht immer ist das ganz freiwillig, sondern oft auch weil von außen klar wird, dass hier jemand möglicherweise eine Unterstützung benötigt. Da muss man die Eltern natürlich erstmal darüber beraten und dafür sorgen, dass die nachvollziehen können, warum jetzt ein Fremder oder ein neuer Berater vom Fachamt für Jugend- und Familienhilfe meint, dass das jetzt das richtige ist. Dann haben die die Möglichkeit, selbst einen Antrag zu stellen auf Hilfen zur Erziehung.

Das klingt nach Freiwilligkeit und Überzeugungsarbeit. Und was wäre der dritte Bereich?

Und der dritte große Auftrag, der natürlich auch immer mitläuft, ist der Schutzauftrag. Das müssen eigentlich alle machen, aber das Fachamt für Jugend- und Familienhilfe ist da in der Pflicht, Kinder gegebenenfalls vor Sorgeberechtigten in diesem Zusammenhang vielleicht zu schützen.

Wen meinen Sie mit »alle«? Wir alle als Gesellschaft?

Genau, als Gesellschaft.

Das heißt, jeder Mensch, der Kenntnis davon hat, dass es einem Kind innerhalb der Familie nicht gut geht, ist im Grunde auch verpflichtet, das zu melden?

Naja, erstmal zu handeln, würde ich mal sagen.
Aufmerksam zu sein, zu hören, was so ein Kind sagt, welche Hilfe es vielleicht braucht.

Hilfe anzubieten oder eine Mitteilung zu machen.

Wie glauben Sie, lassen sich hier Barrieren bzw. Hürden abbauen?

Ein Beispiel: Seit vielen Jahren arbeite ich mit Kolleginnen im Jugendamt zusammen und berichte werdenden »Stadtteilmüttern« über die Arbeit der Jugendämter. Diese sind sehr interessiert und wenn man diese Frauen am Anfang fragt: »Was wissen Sie über das Jugendamt?« – und vorher haben wir natürlich schon ein bisschen was über uns erzählt und sind so ein bisschen miteinander warm geworden – dann sagen sie häufig: »Die deutschen Behörden können Kinder aus den Familien nehmen«.

Das Interessante ist, nach drei Stunden Vorstellung unserer Arbeit, was wir alles machen, gucke ich immer in ganz entspannte Gesichter. Die wirklich auch lächeln, die die ganze Zeit ganz gebannt zuhören und die am Ende dann sagen: »Jetzt verstehe ich das«. Das finde ich immer total klasse. Ich finde das irgendwie unglaublich, wie das in unserer Gesellschaft immer noch so fest verankert ist, das Negative Image der öffentlichen Jugendhilfe.

Und andererseits muss man dort auf dieser Veranstaltung oder Fortbildung natürlich auch sagen, dass wir den Auftrag haben, Kinder, falls erforderlich, zu schützen. Dies tun wir immer im Zusammenwirken mehrerer Fachkräfte, wie bereits beschrieben.

Wir schützen manchmal für eine gesundheitliche Untersuchung, die unbedingt erforderlich ist. Das kann auch schon eine Inobhutnahme sein, die Eltern widersprechen und wir sind der Meinung, das Kind muss jetzt aber z.B. der Gerichtsmedizin oder so vorgestellt werden, dann müssen wir in Obhut nehmen für diese Untersuchung. Aber, und hier kommt noch mal so eine große Einschränkung, wir müssen immer vorher erstmal versuchen mit den Sorgeberechtigten ein Einvernehmen zu erzielen.

Wenn das nicht geht, müssen wir das Familiengericht informieren, um eine Zustimmung bitten und begründen, warum wir keinen anderen Weg sehen, als das Kind zu schützen, indem wir es herausnehmen. Das geht manchmal nicht in akuten Situationen und deswegen müssen wir dann am selben Tag noch unmittelbar das Familiengericht darüber informieren, dass wir ein Kind geschützt haben, also in Obhut genommen haben und kurz begründen, warum das notwendig war. Ausführlich kann man das dann auch im Termin noch mal vortragen oder schriftlich nachreichen.

Das heißt im Grunde entscheiden Sie das nicht, sondern die endgültige Entscheidung liegt beim Familiengericht?

Wir entscheiden in dieser akuten Situation und müssen dies natürlich immer mit den Sorgeberechtigten besprechen und auch mit den Betroffenen selbst, also mit den Kindern, altersangemessen, soweit es denn geht. Die Entscheidung der Fachkräfte zum Schutz von Kindern wird im Falle eines Widerspruchs der Sorgeberechtigten vor dem Familiengericht verhandelt.

Werden die Mitarbeitenden dahingehend gezielt geschult?

Ja, alle neuen Fachkräfte in den Fachämtern für Jugend- und Familienhilfe, erhalten eine 18-monatige Einarbeitung mit insgesamt zehn Fortbildungsmodulen. Es sind Module zum Kinderschutz, zur Gesprächsführung, sozialpädagogischer Diagnostik, Praxisreflexion und rechtlichen Hintergründen.

Wir haben darüber gesprochen, wie Eltern den Antrag zur Hilfe zur Erziehung stellen, wenn sie bereit sind, sich darauf einzulassen und wie das

läuft mit dem Familiengericht, wenn sie es vielleicht nicht sind und Sie trotzdem die Notwendigkeit sehen. Welche Arten oder Formen der Mitbestimmung haben Kinder und Jugendliche in so einem Prozess?[4]

13.3 Therapie und Klinik

Interview mit Markus Schneider

Markus Schneider ist Kinder- und Jugendlichenpsychotherapeut sowie zertifizierter DBT-A-Therapeut (Dialektisch-Behaviorale Therapie für Adoleszente). Er arbeitet in der Abteilung für Psychiatrie, Psychosomatik und Psychotherapie des Kindes- und Jugendalters des Kinderkrankenhaus Wilhelmstift in Hamburg und leitet dort die DBT-A-Station. Diese Station hat sich im Rahmen ihres Therapiekonzeptes auf Jugendliche spezialisiert, die an einer Borderline-Persönlichkeitsstörung oder schweren Traumafolgestörungen leiden. Das Interview bietet einen umfassenden Einblick in die Besonderheiten der Traumatherapie im Vergleich zur Standardtherapie, insbesondere im Kontext der Dialektisch-Behavioralen Therapie (DBT).

Es wird erläutert, dass Traumatherapie gezielt auf die Verarbeitung traumatischer Erlebnisse abzielt, oft durch Konfrontation und Exposition, während Standardtherapien eher symptomorientiert und weniger strukturiert traumabezogen sind. Die Dauer und Vorbereitung einer Traumatherapie variieren stark je nach individueller Stabilität und Vorerfahrung der Betroffenen. Freiwilligkeit ist eine zentrale Voraussetzung für Traumatherapie, da Zwang negative Folgen haben kann. Die Rolle von Angehörigen, Lehrkräften und Sozialarbeitenden wird diskutiert, wobei Ermutigung und wertschätzende Begleitung empfohlen werden. Rechtliche Aspekte, wie die Anzeige von Straftaten und Schweigepflicht, werden sensibel behandelt, wobei der Therapeut beratend unterstützt, aber keine direkte Anzeige empfiehlt. Die Bedeutung von institutioneller Kooperation, etwa mit Jugendamt, Schulen, Polizei und Forensik, wird hervorgehoben, wobei Vernetzung und gemeinsame Treffen als wünschenswert gelten. Peer Support als unterstützendes Element ist im Jugendbereich noch wenig etabliert, aber als potenziell wertvoll anerkannt. Die Arbeitsbedingungen und Unterstützung des therapeutischen Teams, insbesondere durch flache Hierarchien, Supervision und Fortbildung, werden positiv bewertet. Räumliche und gestalterische Aspekte der Klinik werden kritisch reflektiert, mit dem Wunsch nach mehr Einzelzimmern, traumasensibler Gestaltung und einer wärmeren Atmosphäre. Abschließend wird die Notwendigkeit eines gut strukturierten Gesamtkonzepts für Krisen- und Traumatherapie betont, das Synergien nutzt und Handlungssicherheit für Fachpersonal und Patien-

4 Das vollständige Interview können Sie über den QR-Code im Kapitel »Zusatzmaterial zum Download« herunterladen.

tinnen schafft. Finanzielle und zeitliche Ressourcen werden als wesentliche Voraussetzungen für Fortschritte genannt.

Sabrina Henning: Könnten Sie einmal erklären, was der Unterschied zwischen einer Therapie und einer Traumatherapie ist?

Markus Schneider: Traumatherapie ist eine besondere Form von Psychotherapie. In einer Traumatherapie ist das Ziel, eine Verarbeitung von traumatisch Erlebtem zu erzielen. Diese Verarbeitung wird meistens mit Konfrontation und Exposition von Traumaerlebnissen erreicht.

Was heißt Exposition mit Traumaerlebnissen?

Exposition bedeutet, dass man sich mit dem Erlebten wieder auseinandersetzt, es z. B. aufschreibt. Es gibt verschiedene Formen von Traumatherapie. Allen gleich ist, soweit ich das überblicken kann, dass man sich mit dem Traumatischen, das man erlebt hat, auseinandersetzt.

Und das würde man in einer Standardtherapie nicht unbedingt tun?

Nein, also auf jeden Fall nicht strukturiert und gezielt.

Sie sind auf DBT-A spezialisiert, worin liegt da der Schwerpunkt? Worauf konzentriert man sich da im Vergleich?

Da würde man sich erstmal mehr auf die Symptomebene konzentrieren. Umgang mit Gefühlen, Reduktion von selbstverletztem oder suizidalem Verhalten und anderen dysfunktionalen Verhaltensweisen. Ich glaube schon, dass es auch in der Standardtherapie darum geht, Erklärungen für Gefühle und Verhaltensweisen zu finden. Und da gibt es bestimmt auch mal Traumabezüge, aber eher im Sinne des validierenden Verstehens und nicht im Sinne des strukturierten Aufarbeitens.

Wie lange dauert eine Traumatherapie ungefähr?

Finde ich immer schwer vorherzusehen. Also meiner Erfahrung nach ist es sehr unterschiedlich, wie schnell Patient:innen das schaffen. Es kommt auch darauf an, wie viel Vorbereitung sie brauchen und wie viel sie schon mitbringen. Wenn sie schon mal stationär in Behandlung waren und dysfunktionales Verhalten schon gut im Griff haben, dann kann es auch mal schneller gehen. Manchmal brauchen die Betroffenen bei uns auf der Station aber auch erstmal Standard-DBT-A, um dysfunktionales Verhalten verändern zu können, und gehen dann erst in die Traumaexpositionsphase. Ich arbeite auch gerne langsamer, wenn ich das Gefühl habe, dass die Patient:innen das brauchen. Ich erlebe es wirklich sehr unterschiedlich. Auch wie viel traumatische Erlebnisse sie mitbringen, spielt eine Rolle. Ich würde sagen, die reine Expositionsphase mit zweimal die Woche 90 Minuten Einzeltherapie sollte man in vier, fünf Wochen versuchen zu schaffen. Aber da ist Vorbereitung und Nachbereitung natürlich nicht drin.

Sie haben gerade gesagt, »wenn sie das dysfunktionale Verhalten schon einigermaßen unter Kontrolle haben«. Das heißt, das ist wichtig als Voraussetzung für die Traumatherapie?

Es gibt Dinge, die ich wichtig finde, vorher zu bearbeiten. Ein paar Basics müssen schon gegeben sein, bevor man dann startet. Bei suizidalem Verhalten oder akuten Psychosen braucht es zunächst etwas Anderes, bei schwerem Untergewicht und Essstörung muss man gucken, wo die Grenze ist. Es gibt den Spruch, dass man Patient:innen so lange stabilisiert, bis Therapeut:innen stabilisiert sind. Und das stimmt, glaube ich, auch manchmal. Das hat oft viel Zeit gekostet und man ist deswegen grundsätzlich eher mutiger und etwas schneller geworden, traumatherapeutisch anzusetzen. Und trotzdem brauchen die Patient:innen eine gute Vorbereitung.

Würden Sie jeder betroffenen Person dazu raten, eine Traumatherapie zu beginnen?

Also raten würde ich jeder Person, die von Traumafolgesymptomatik betroffen ist und darunter leidet, weil das der effektivste, der sicherste Weg ist, wieder symptomfrei zu werden. Und auch die Symptome, die sich jetzt nicht direkt auf PTBS konzentrieren, sondern sich drum herum angesammelt haben, Gefühle wie Scham und Schuld, Verhaltensweisen wie Drogen- oder Alkoholkonsum, Selbstverletzung. Auch diese Symptomatik kann sich verbessern.

Häufig wünschen sich Eltern, Sozialarbeiter:innen oder auch Lehrkräfte, dass Betroffene eine Traumatherapie machen und schicken sie in die Klinik. Wie wichtig ist Freiwilligkeit der Betroffenen an dieser Stelle?

Ich glaube für Traumatherapie sehr. Also wenn man wirklich Traumatherapie, Traumaexposition macht, dann ist Freiwilligkeit die absolute Voraussetzung. Weil ich glaube, alles andere würde das Risiko bergen, dass man wieder in ein Hilflosigkeits- und Ohnmachtserleben kommt und es dann vielleicht sogar schaden kann. Wobei es auf der anderen Seite schon auch gut sein kann, eine Motivation und ein Schubs zu geben, auch von außen zu ermutigen und zu sagen: »Mensch, versuch das mal«. Auch weil Vermeidungsverhalten ein Symptom von Trauma ist. Aber zwingen geht nicht. Also das würde ich auch nicht machen.

Würden Sie hier einen Unterschied zu einer Standardtherapie machen?

Also Therapie im engeren Sinne ist etwas Freiwilliges, das stimmt schon. Aber ich glaube schon, dass der Outcome von unfreiwillig begonnenen Therapien gar nicht so viel schlechter ist. Wobei natürlich dann das Ziel immer sein muss, eine Motivation, ein Commitment, eine Freiwilligkeit zu erarbeiten. Das kann funktionieren. Bei Jugendlichen, die das Haus nicht mehr verlassen oder aus anderen Gründen sich den Schritt nicht zutrauen, kann z. B. das für eine große Klarheit sorgen, dass andere das bestimmen und auch gut funktionieren.

Da kommt es dann darauf an, wie Fachleute mit diesen Jugendlichen arbeiten und wie sie an die Freiwilligkeit heranführen?

Genau. Man muss das »nicht wollen können« als ein Ausdruck von Symptomatik oder von Leid verstehen und auch da mit den Jugendlichen hingucken. Dann kann das ein guter Weg sein.

Sie haben gerade gesagt, »ermutigen« wäre ratsam. Würden Sie Eltern, Angehörigen oder Fachkräften noch etwas anderes raten, wenn sie das Gefühl haben, da braucht jemand Traumatherapie, aber kann sich noch nicht darauf einlassen?

Ich finde, ermutigen und wertschätzend wohlwollend begegnen. Also ich glaube, was ich auch als hilfreich erlebe, ist, bestimmte Dinge in den Kontext zu setzen. Also Zusammenhänge aufzuzeigen zwischen Verhaltensweisen oder Dingen, die in der Gegenwart eine Rolle spielen, und dem, was die Person erlebt hat. Das ist vielen, glaube ich, am Anfang gar nicht so ganz klar. Das kann etwas sehr Wertschätzendes und Validierendes haben. Dann würde ich, glaube ich, Angehörigen auch raten, zu gucken, was sie selbst aushalten können. Also gerade, wenn man Angebote macht wie »Erzähl mal, was dir passiert ist«, hat das so zwei Seiten. Und ich glaube, da ist es wichtig, dass man auch auf sich selbst guckt. Damit man da nicht ungesteuert reinläuft und gleichzeitig auch nicht das Signal sendet, »Es ist alles so schrecklich, das kannst du niemandem erzählen, das hält keiner aus«. Aber da ist, glaube ich, viel Dialektik erforderlich und auch, sich selbst gut zu kennen.

Klingt nach einer ziemlichen Gratwanderung.

Ist es auch. Gerade für Lehrkräfte oder Sozialarbeitende ist es nicht leicht, weil sie die Strukturen nicht haben, wie wir in der Klinik. Zu vermitteln, »Das ist unaussprechbar und du darfst es mir auch nicht erzählen« und dadurch Betroffene zu bremsen, kann Nebenwirkungen haben, aber zu sehr aufzumachen, kann ebenso schwierig sein. Ich würde immer raten, sich da Unterstützung zu holen, auch für Fachpersonal, von Menschen, die sich mit der Thematik gut auskennen.

Sie haben gesagt, die Themen können manchmal belasten. Es geht oft um Gewalt. In den seltensten Fällen haben Sie es in der Klinik mit Unfällen oder Naturkatastrophen zu tun. Meistens geht es um körperliche oder sexualisierte Gewalt?

Interpersonelle Gewalt auf jeden Fall.

Wenn die Frage im Raum steht, ob das Geschehene zur Anzeige gebracht werden soll oder nicht, wie gehen Sie mit dieser Frage um? Beraten Sie Patient:innen aktiv darin, was sie tun sollen oder nicht?

Also ich rate nicht. Das ist im Gespräch natürlich etwas, was häufig auftaucht. Ich versuche mich, so gut es geht zu informieren, zu beraten, was das für Konsequenzen haben kann, wenn man vor Traumatherapie anzeigt oder nach Traumatherapie anzeigt. Also diese ganzen Dinge versuche ich zu beleuchten, gegebenenfalls auch weiter zu vermitteln an Stellen, die noch besser einschätzen können, was das für juristische Konsequenzen hat. Das mache ich schon. Wenn ich es nicht genau weiß, frage ich nach Unterstützung. Es gibt natürlich auch Fachliteratur, bei der ich versuche, auf dem Laufenden zu sein, um so grob die Basics auch erklären zu können. Und ich glaube, es ist immer noch so, dass es nicht ganz unbedenklich ist, Traumatherapie zu machen und danach erst anzuzeigen. Das finde ich gesellschaftlich richtig schlimm, ist aber, glaube ich, noch die Realität. Ich habe auch gehört, dass es da langsam Veränderungen gibt und das ist auch richtig und wichtig. Gleichzeitig ist es, glaube ich, noch nicht flächendeckend.

Gibt es Dinge, die Sie anzeigen müssen, wenn Sie als Therapeut davon erfahren?

Ich muss nur anzeigen, wenn ich eine Straftat verhindern kann. Was natürlich bei Traumatherapie in den seltensten Fällen so ist.

Warum?

Weil die meisten erst kommen, wenn es abgeschlossen ist und hinter ihnen liegt. Ich habe einen Fall gehabt, bei dem wir die Schweigepflicht gebrochen haben und den Eltern das erzählt haben, obwohl die Patientin es nicht wollte, weil die Traumatisierung fortlaufend war. Aber das ist dann auch wieder Institution Krankenhaus. Da gibt es Rücksprachemöglichkeiten entweder zu Oberärzt:innen, Chefärzt:innen, oder man kann auch mal Jurist:innen hinzuziehen. Aber das ist, glaube ich, der einzige Fall, bei dem ich das mal gemacht habe.

Das heißt, Betroffene müssen keine Angst haben, wenn sie in der Therapie und minderjährig sind, dass die Eltern eventuell über Details informiert werden, die erzählt werden?

Wenn die Patient:innen das nicht wollen, dann nein. Genau.
Es kann manchmal sinnvoll sein, mit Eltern auch ins Gespräch zu kommen, also dass man Dinge mit Eltern bespricht. Aber das wäre vorbereitet und mit Einverständnis. Manche Patient:innen wollen es auch nicht, dann ist das auch okay.

Patient:innen werden häufig krisenhaft vorgestellt und dann zu einem Krisenaufenthalt aufgenommen. Dazu werden sie meist auf einer dafür

extra ausgelegten Station behandelt. Können Sie kurz erklären, warum es eine extra Station für Krisen gibt?

Erstmal ist die Krisenstation dafür ausgerichtet, personell und räumlich. Es gibt oft Patient:innen, die mehr Sicherung oder mehr Beobachtung oder mehr Unterstützung brauchen. Deswegen ist das Personal auf diesen Stationen anders aufgestellt. Manchmal gibt es Patient:innen, die vielleicht auch eine geschlossene Tür brauchen. Das kann auf der Akutstation umgesetzt werden. Gleichzeitig gibt es auch immer wieder Krisenpatient:innen, die auf eine der Therapiestationen behandelt werden, was ich auch in Ordnung finde. Ich finde dieses Konzept, das komplett nur in zwei Welten einzuteilen, kann man auch manchmal hinterfragen, hat ja erstmal eher organisatorische und strukturelle Gründe als inhaltlich-therapeutische, würde ich sagen. Und es gibt ja auch Konzepte nach DBT, bei denen Kriseninterventionen auf einer Station mit den anderen Patient:innen zusammen gemacht werden. Verschiedene Behandlungspfade auf einer Station können viele Vorteile haben, aber auch ein paar Nachteile, weil es natürlich, wenn jemand in einer Krise ist und sehr viel Personal bindet, auch schwierig wird, weil die anderen Patient:innen weniger Ressourcen kriegen und das dann zu problematischen Dynamiken führen kann.

Gibt es einen ungefähren Zeithorizont, wie lange ein Krisenaufenthalt dauert?

So im Durchschnitt zwischen einer Nacht und zwei Wochen würde ich sagen. In seltenen Fällen auch mal sehr viel länger.

Ein Wunsch, der Kliniken immer wieder begegnet, ist, dass an einen Krisenaufenthalt nahtlos eine stationäre Therapie angeschlossen wird. Würden Sie dazu raten?

Direkt eine Therapie zu machen, würde ich nicht empfehlen. Ich glaube, es ist ganz gut, aus einer Situation, in der keine Alternative mehr zu einem Krankenhaus besteht, einmal rauszukommen in eine Situation, in der man überlegen kann: »Möchte ich Krankenhaus, möchte ich Therapie? Welche Therapie möchte ich? Was ist das Richtige für mich?«. Was ich mir mittlerweile manchmal ganz gut vorstellen kann, ist, dass man direkt zu einem Commitment-Aufenthalt von zwei Wochen kommt. Das geht dann manchmal auch aus einer Krisenbehandlung heraus. Um die DBT-A-Station kennenzulernen. Aber irgendwann so einen Punkt zu haben, eine Entscheidung zu treffen, »möchte ich etwas verändern, möchte ich mich therapeutisch weiterentwickeln, entscheide ich mich für eine Therapie?«. Der Punkt ist, glaube ich, wichtig zu markieren und am besten auch mit einer Zeit außerhalb der Klinik.

Das ist sicher häufig nicht allen Beteiligten klar, warum das so gemacht wird, und bietet viel Stoff für Diskussionen unter den Institutionen?

Ist auch super schwierig. Also wenn man das von außen betrachtet. Das sind Jugendliche, denen es wahnsinnig schlecht geht, und dann die Idee, die werden wieder entlassen. Das macht ja auch Angst auf vielen verschiedenen Ebenen und gleichzeitig gibt es da gerade für Borderline-Patient:innen in den Leitlinien die klare Empfehlung, Krisenintervention so kurz wie möglich zu halten und eher anzustreben, auf einer spezialisierten Therapiestation Fuß zu fassen. DBT-A ist eine leitliniengerechte Behandlung für diese Patient:innen. Man muss ja auch sagen, dass viele von den Borderline-Patient:innen auch mit komplexen Traumafolgesymptomatiken bei uns sind. Da gibt es eine große Schnittmenge. Das heißt, wenn man über die Traumatherapie spricht und über Borderline-Betroffene und über Akutbehandlung, gibt es auch viele, die ein Mischbild haben.

In der Suchthilfe ist Peer Support schon lange etabliert. Und man sieht, das hat Effekte, die sehr positiv sind. Gibt es derartige Möglichkeiten auch in der Therapieform, die Sie anbieten?

Ist noch in den Kinderschuhen, würde ich denken, aber kann sich ja vielleicht ändern. Kann ich mir grundsätzlich gut vorstellen. Auf der Station machen wir nur so ein »Pat:innensystem«, aber das ist um anzukommen. Patient:innen, die schon länger da sind, nehmen neue Patient:innen ein bisschen an die Hand. Es ist aber nicht therapeutisch. Natürlich erklären sie die DBT-A und wir versuchen zu gucken, dass sie sich untereinander in der Skillsanwendung unterstützen und nicht im dysfunktionalen Verhalten. Ich könnte mir gerade bei Traumabehandlung schon vorstellen, dass das auch für Betroffene, die noch keine Traumatherapie gemacht haben, gut ist zu hören, wie das jemand erlebt hat, der Traumatherapie schon gemacht hat. Habe ich aber noch kein gutes Konzept. Das war ja auch die Idee von dem Podcast, den ich gemacht habe, den man sich auf Spotify anhören kann. Menschen, die es geschafft haben, mit schwierigen Symptomatiken zurechtzukommen, zu Wort kommen zu lassen und zu unterstützen, dass nicht nur wir repräsentieren und erzählen, sondern auch die Betroffenen selbst. Gleichzeitig ist es was anderes, auf den Podcast zu verweisen, als zu sagen, wir laden mal eine Patientin ein, die schon Traumatherapie gemacht hat und die erzählt euch mal, wie sie das empfunden hat im direkten Kontakt. Das wäre schon nochmal was anderes.

Im Erwachsenenbereich hat die DBT ja schon das Konzept der »Peer Coaches«. Ehemals Betroffene werden ausgebildet und arbeiten dann als Peer Coaches in Kliniken. Im Jugendbereich ist es noch nicht etabliert?

Ja, wir verlieren die ja oft aus den Augen, wenn sie volljährig werden. Es ist ja wirklich ein Ausnahmefall, dass ich mit den beiden Patient:innen vom Podcast noch in Kontakt war. Man müsste jetzt anfangen, das strukturiert zu machen. Leute zu fragen »Können wir dich noch mal irgendwann kontaktieren?«, um dann in fünf Jahren vielleicht jemanden zu haben, wäre bestimmt spannend.

Traumainformiertheit ist auch institutionsübergreifend gedacht. Mit welchen Institutionen arbeiten Sie regelmäßig zusammen?

Ich als Person oder wir als Station natürlich regelmäßig mit dem Jugendamt, oft mit Schulen. Schulen sind da manchmal noch etwas unterrepräsentiert in der Zusammenarbeit, weil da oft über die Klinikschullehrkräfte von uns mit der Heimatschule Kontakt aufgenommen wird. Jugendhilfeeinrichtungen natürlich auch sehr regelmäßig, wenn die Patient:innen aus Jugendhilfeeinrichtungen kommen und manchmal auch Gerichte, aber das eher selten, würde ich sagen. Wo unfreiwillige Behandlungen gemacht werden, wird natürlich häufiger mit Gerichten gearbeitet, also Familiengerichten, die die Unterbringungsbeschlüsse bewilligen müssen.

Mir fällt tatsächlich noch die Polizei ein, als eine mögliche Schnittstelle. Die Frage wäre, stößt man da vielleicht manchmal auch an Grenzen oder an Schwierigkeiten, weil man vielleicht zu wenig weiß über die andere Systemlogik?

Polizei stimmt schon, das gibt es auch selten, aber immer mal wieder. Das letzte Mal habe ich auch gedacht, ich weiß zu wenig darüber, da wäre mein Wunsch auch gewesen, die Patientin etwas konkreter beraten und vorbereiten zu können, um ihr zu erzählen, was da ungefähr passieren wird. Und mir ist auch noch eingefallen, dass wir in seltenen Fällen natürlich auch mit der Forensik zu tun haben. Also dass Patient:innen dann nach sexualisierter Gewalt ins UKE (Universitätsklinikum Eppendorf) gehen und Beweise sichern lassen und so weiter und so fort. Und da hakte es auch in der Kooperation ein bisschen.

Stimmt, ich erinnere das. Das war einmal das Childhood-Haus, da hat es mit der Kooperation gut geklappt. Und dann gab es einen anderen Fall, bei dem es dann über die Gerichtsmedizin ging. Und da war es dann schwieriger?

Ja, genau, dann waren die nicht so zufrieden mit dem, wie wir das vorbereitet haben und so weiter, und wir hatten das Gefühl, die haben nicht so ganz verstanden, wie die Problematik hier war und wie schwierig das war, das überhaupt in die Wege zu leiten.

Haben Sie eine Idee, welche Form der Kooperation hilfreich wäre? Sowohl bei Polizei, damit Sie mehr erfahren, als auch in der direkten Kooperation mit anderen Organisationen?[5]

5 Das vollständige Interview können Sie über den QR-Code im Kapitel »Zusatzmaterial zum Download« herunterladen.

13.4 Opferschutz

Interview mit Ulrike Stahlmann-Liebelt

Ulrike Stahlmann-Liebelt (Ltd. Oberstaatsanwältin i.vR.) teilt ihre 40-jährige Erfahrung aus Staatsanwaltschaft und Opferschutz und spricht über die Notwendigkeit von Opferschutzmaßnahmen. Sie selbst hat sich in ihrer beruflichen Laufbahn seit Beginn an für die Bedürfnisse von Kindern und Jugendlichen im Strafverfahren eingesetzt und verschiedene Veränderungen im deutschen Justizsystem mit viel Engagement herbeigeführt. Ihre Schwerpunkte als Abteilungsleiterin der Dezernate von Kapital- und Sexualverbrechen sowie die Arbeit am Kinderschutz und ihr großes Interesse an der Bekämpfung von häuslicher Gewalt brachten sie in den 1990er Jahren zur Entwicklung des Konzeptes der Psychosozialen Prozessbegleitung, welches 2017 in die Strafprozessordnung übernommen wurde. Ulrike Stahlmann-Liebelt leitete bis zu ihrem Ruhestand 2020 die Staatsanwaltschaft in Flensburg und wurde dann Opferschutzbeauftragte des Landes Schleswig-Holstein.

Im Interview wird über ihre Arbeit bei Großschadenslagen (wie z. B. Anschläge) wie auch über die Errichtung eines Childhood-Hauses in Flensburg berichtet, das als zentraler Anlaufpunkt für gewaltbetroffene Kinder dient. Zudem werden die Bedeutung der interdisziplinären Zusammenarbeit, die Herausforderungen bei der Implementierung von Opferschutzmaßnahmen im Allgemeinen und die Notwendigkeit einer Verbesserung der Ressourcen in der Justiz thematisiert. Auch werden die Rolle der Landesopferschutzbeauftragten sowie die Entwicklung spezialisierten Opferschutzes erörtert.

Sabrina Henning: Frau Stahlmann-Liebelt, Sie sind seit 2020 Landesopferschutzbeauftragte in Schleswig-Holstein. Was bedeutet das? Was sind Ihre Aufgaben?

Ulrike Stahlmann-Liebelt: Also vielleicht darf ich vorher einen Satz dazu sagen, was ich vorher gemacht habe, weil das auch sehr viel mit dem zu tun hat, was ich dann ab dem 1. Juli 2020 übernommen habe. Ich war knapp 40 Jahre in der Staatsanwaltschaft in Flensburg tätig und mein Schwerpunkt war tatsächlich Opferschutz. Also ich bin seit 30 Jahren in dem Thema Opferschutz tätig und da war das irgendwie sehr schlüssig, dass ich dann gefragt wurde, ob ich die erste Opferschutzbeauftragte in Schleswig-Holstein werden könnte oder wollte. Das habe ich natürlich bejaht und fand die Möglichkeit großartig, noch so ein paar Sachen, die ich noch nicht geschafft hatte während meiner Berufstätigkeit umzusetzen, jetzt vielleicht nochmal auf den Zettel zu nehmen. Die Opferschutzbeauftragten sind in den Ländern ernannt worden, nachdem wir 2016 das Ereignis am Breitscheidplatz in Berlin hatten, bei dem Anis Amri mit einem gestohlenen Lkw in den Weihnachtsmarkt gerast ist und viele Menschen ums Leben gekommen sind. Viele wurden verletzt. Man hat hinterher geschaut, wie wurde mit den Verletzten umgegangen, mit den Angehörigen. Das war eine ganz katastrophale Bilanz, die man da gezogen hat. Und da haben die Länder gesagt, so darf es, wenn wir nochmal so einen Fall haben, nicht sein. Wir brauchen Opferschutzbeauftragte und auch Strukturen dahinter. Und die Aufgabe dieser Opferschutzbeauftragten und der Strukturen sind Ansprechpartner zu sein für Menschen, die von Straftaten betroffen wurden und die im Zusammenhang mit diesen Straftaten Fragen haben. Das können alle möglichen Bereiche sein. Es kann sich um Entschädigungssachen handeln, es kann sich um das Verfahren handeln, es kann sich darum handeln, dass man einen Traumatherapieplatz benötigt. All diese Dinge, dafür sind wir Ansprechpartner. Und wir haben in unseren Ländern jeweils eine sehr gute Übersicht darüber, welche Unterstützungseinrichtungen es für welches Bedürfnis gibt, und können Ratsuchende dann entsprechend verweisen. Wir machen also eine Verweisungsberatung. Und bei der Zuständigkeit gibt es Unterschiede bei den Ländern. Einige haben sich dafür entschieden, nur für Terrorakte und Großschadenslagen, das ist z. B. ein Eisenbahnunglück, zuständig zu sein. Also in Anlehnung an den Ursprungsfall sozusagen. Viele andere Bundesländer haben aber auch entschieden, zuständig zu sein für alle Straftaten. Schleswig-Holstein gehört da auch dazu. Fand ich auch richtig, denn wenn wir schon diese Strukturen aufbauen, dann sollen sie doch möglichst vielen Menschen zugutekommen.

Und wie erreichen diese Menschen Sie?

Also wir sind erreichbar per Mail, das kann man im Internet alles nachlesen über die »Zentrale Anlaufstelle für Opfer von Straftaten und deren Angehörige«. Wir sind angesiedelt im Justizministerium. Wir sind per Mail erreichbar, haben aber auch eine zentrale Telefonnummer und die findet man dann auf der Seite vom Ministerium für Justiz und Gesundheit.

Gibt es Unterschiede im Opferschutz oder Besonderheiten im Opferschutz, wenn die Betroffenen minderjährig sind?

Ja, diese Frage habe ich so ein bisschen hin und her gewälzt. Das hängt vielleicht ein bisschen davon ab, um welche Straftaten es geht. Also wenn wir jetzt mal auf Sexualdelikte gucken und ich muss sagen, viele Fragen die uns erreichen, haben mit sexualisierter Gewalt zu tun. Viel auch in der Kindheit erlebte Übergriffe, die jetzt plötzlich wieder hochkommen aus irgendwelchen Gründen. Kinder rufen uns nicht an, dann rufen andere Menschen für die Kinder an. Und wir müssen immer gucken, inwieweit die Sorgeberechtigten einzubeziehen sind bzw. inwieweit auch vielleicht schon von anderer Stelle eine Vertretung für die Kinder organisiert wurde. Aus dem Strafverfahren kennt man das ja, wenn dort Kinder betroffen sind und sie sollen eine Aussage machen, eine Vernehmung steht an und die Eltern sind Beschuldigte, was ja gar nicht so selten vorkommt, Eltern oder nahe Verwandte. Dann muss ein Ergänzungspfleger bestellt werden. Also das ist eine Person, die bei Gericht arbeitet, und die wird dann darüber entscheiden, ob das Kind aussagen soll, ja oder nein, denn sonst machen das die Sorgeberechtigten. Aber wenn sie selber beschuldigt sind, dann können sie nicht die Entscheidung darüber treffen, ob das geschädigte Kind nun aussagen soll oder nicht. Das gilt auch für Situationen, in denen Kinder von häuslicher Gewalt betroffen sind. Also sie können direkt betroffen sein. Und da sagt das Kinder- und Jugendstärkungsgesetz, dass die Kinder einen Anspruch darauf haben, ohne Anwesenheit der Eltern beraten zu werden. Da muss man natürlich dann vermitteln, dass Kinder das können. Und wir haben dazu seit 2017 in Flensburg eine spezialisierte Beratungsstelle dafür, »Löwenherz«.

Bei »pro familia« sind Sie aktiv beteiligt am Projekt »Löwenherz«. Wollen Sie darüber mal ein, zwei Sätze mehr erzählen?

Seit 30 Jahren beschäftigt mich Opferschutz. Und was natürlich immer ein großes Thema war, war häusliche Gewalt.

Wir haben schon so viel ausprobiert und trotzdem haben wir steigende Zahlen. Wir haben steigende Femizidzahlen. Das ist wirklich schlimm. Und dann haben wir für die Frauen ganz viel gemacht, Hilfetelefone, Frauenhäuser, Frauenberatungsstellen, und für die Männer was gemacht, Therapieangebote, Unterstützungsangebote. Was wir wirklich viele Jahre vernachlässigt haben, sind die Kinder, die ja ganz oft dabei sind und die erheblich darunter leiden, was da passiert. Vielfach nehmen sie auch an, dass sie selbst schuld sind an diesen Ereignissen, an dem Streit der Eltern und was da passiert. Und ich habe immer schon gedacht, das geht so gar nicht, dass wir nichts für die Kinder im Angebot haben.

Natürlich ist das Jugendamt immer informiert, aber das Jugendamt ist eben nicht speziell allein nur für das Kindeswohl da, sondern für die Familie. Und ich dachte, wir brauchen was für die Kinder und hatte mir dann ein Konzept überlegt, wie das aussehen könnte und habe dann bei »pro familia« auch eine großartige Mitarbeiterin gefunden, die sofort verstanden hat, um was es geht und wir haben dann gemeinsam diese Beratungsstelle aufgebaut. Und wir haben diese jetzt acht Jahre und man glaubt ja nicht, was für einen Zulauf wir haben. Das ist unglaublich und so wichtig. Wirklich toll, dass wir etwas haben, bei dem es nur um die Kinder geht. Mittlerweile haben wir auch in drei anderen Landgerichtsbezirken Anlaufstellen speziell für Kinder, die häusliche Gewalt erleben oder miterleben. Das sind wir denen schuldig, finde ich.

Sie haben in Ihrer Laufbahn immer wieder den Blick auf die Kinder und Jugendlichen gerichtet – ob von Gewalt Betroffene oder Beschuldigte. Welche waren für Sie die wichtigsten Veränderungen, die Sie in dieser Hinsicht angestoßen haben?

Ich habe Ende der 1980er Jahre das Sonderdezernat Sexualdelikte übernormen. Damals gab es von den Opferschutzverbänden unheimlich viel Kritik an der Justiz, dass wir ganz schlecht mit den Betroffenen umgehen und das stimmte auch. Und ich habe dann eines der ersten Spezialdezernate übernommen, Sexualdelikte, habe dann diese Verhandlungen miterlebt als Staatsanwältin und habe erlebt, wie Kinder, acht Jahre alt, neun Jahre alt in unseren riesigen Gerichtssaal kamen und, weil die Eltern keine Lust hatten mit reinzugehen, unbegleitet dort saßen, umgeben von Menschen, die sie alle nicht kannten, die alle eine Robe anhatten. Sie kannten das ganze Setting überhaupt nicht. Und dementsprechend war das natürlich auch schwierig mit den Kindern überhaupt über diese Sachverhalte zu reden. Dann sollen sie auch noch über solche sensiblen Dinge reden. Da habe ich irgendwie gedacht, also das kann nicht richtig sein. Es gab eine Aussagepsychologin, mit der zusammen haben wir recherchiert. In Amerika und England gab es schon solche Begleitprogramme für Kinder. Das hieß, glaube ich, »So, you have to go to court?«. Und wir haben uns das angesehen. Es passte natürlich nicht eins zu eins, wir haben ein anderes Rechtssystem.

Aber so die Grundideen, die da drin standen, konnten wir übernehmen. Und dann haben wir das Zeugenbegleitprogramm entwickelt für Schleswig-Holstein. Das war Mitte der 1990er Jahre. Und das war der Vorreiter für die heutige psychosoziale Prozessbegleitung. Erst 2017 ist das ja ins Gesetz gekommen. Aber sie haben unser Modell übernommen. Von Anfang an hat das Justizministerium Schleswig-Holstein diese Begleitung finanziert. Und deswegen konnten wir natürlich auch eine Evaluation machen. Wir konnten etwas vorweisen. Wir konnten einfach auch für das Gesetzgebungsverfahren sagen, »Hier in Schleswig-Holstein läuft das so und so«. Ein ganz wichtiger Punkt war, dass die Prozessbegleitung nicht mit dem Kind über den Fall reden soll. Das war ganz wichtig und so wurde es nachher auch ins Bundesgesetz genommen. Das war, glaube ich, so eins der wichtigsten Dinge, die in meinem Berufsleben gemacht habe. Jetzt sind wir gerade dabei, einen Film zu drehen über die psychosoziale Prozessbegleitung und es sind alle dabei: Nebenklage, Verteidiger, Prozessbegleitung. Auch ein Betroffener von dem Attentat in Brokstedt (eine Messerattacke in einem Regionalzug, bei der zwei junge Menschen getötet wurden). Ich bin schon ganz gespannt und finde es toll, dass wir das machen können. Dann wollen wir das natürlich überall verbreiten, in der polizeilichen Ausbildung und so weiter, damit wir da mal einen Schritt vorankommen. Die psychosoziale Prozessbegleitung ist noch viel zu wenig bekannt und wird viel zu selten genutzt.

Und der nächste Punkt war damit »Löwenherz«.

Also vorher kam noch »Wagemut«, da haben wir hier die Beratungsstelle für sexualisierte Gewalt eingerichtet und dann haben wir »Löwenherz« gemacht. Und so einige Jahre vor meinem Ausscheiden aus dem Dienst habe ich dann noch mal darüber nachgedacht, dass wir eine wichtige Opferschutzmaßnahme, die im Gesetz steht, schon lange im Gesetz stand, gar nicht machen, nämlich die richterliche Videovernehmung.

Und dann habe ich gedacht, so, das machst du jetzt noch. Und da hatte ich auch wieder Glück. Ich habe einfach ganz oft auch die richtigen Leute getroffen. Damals war der jetzige Landgerichtspräsident Amtsgerichtsdirektor, mit dem hatte ich ein Gespräch und dann sagte ich »Herr Dr. …, wissen Sie eigentlich, dass im Gesetz steht, dass wir bei Kindern richterliche Videovernehmungen machen müssen im Ermittlungsverfahren, sodass es später als Aufzeichnung gezeigt wird und sie in der Hauptverhandlung gar nicht mehr vernommen werden müssen?«. Da sagte er: »Was, darf ich mal kurz sehen?«, schaut ins Gesetz und sagt: »Ja, das stimmt, machen wir«. Das war natürlich toll. Und dann haben wir die Technik angeschafft, eine Richterin gesucht, die das macht. Und das waren schon etliche Stolpersteine, die wir da umsetzen mussten. Und wir wurden zunächst nicht wirklich unterstützt durch die Verwaltung. Und das ist bis heute an vielen Orten leider so. Und da muss ich einfach meine Kritik äußern. Ich finde das unglaublich, dass man zum einen etwas hat, das im Gesetz vorgegeben ist, und zum anderen Richterinnen und Richter, die bereit sind, sich schulen zu lassen und so weiter, und dass ihnen auch noch zumutet wird, sich mit der Technik rumzuquälen. Ich finde, das passt einfach nicht und es gehört sich auch nicht. Also da sind wir an einigen Standorten immer noch dran. Und ich glaube einfach, dass diese technischen Probleme auch viele Gerichte davon abhalten, das überhaupt zu machen. Man soll ja nicht glauben, dass jetzt plötzlich in der ganzen Bundesrepublik überall die richterlichen Videovernehmungen gemacht werden. Das ist nicht der Fall. Als wir damit angefangen haben, haben wir ein Gericht gefunden, das war das Amtsgericht München I, glaube ich. Und da gab es einen Richter, der hatte das schon viele Jahre gemacht, ohne dass das irgendwie publik geworden war. Und bei ihm haben wir uns natürlich viel erkundigt. Dann haben wir eine Fortbildung dafür aufgelegt und haben in meinen letzten Monaten als Behördenleiterin einen Leitfaden für die richterliche Videovernehmung gebastelt, der dann nachher einfloss in einen bundesweiten Leitfaden. Und jetzt läuft das in Flensburg sehr gut. Und Sie sprechen ja noch mit Frau Dr. Schenke, sie war auch so ein Glücksfall. Also das war wirklich toll, dass sie gesagt hat, »Okay, auch wenn ich da pensummäßig ganz schlecht mit fahre, ich mache es«. Und sie hat dann die Arbeitsgruppe geleitet für den bundesweiten Leitfaden. Und sie macht so gute Vernehmungen, dass wir praktisch, glaube ich, noch gar keinen Fall hatten in den vielen Jahren, bei dem eine Zeugin nochmal zum Gericht musste. Und das ist wirklich toll. Also es kann auch mal sein, dass es nötig ist. Das ist ja kein Beinbruch. Aber es ist was anderes, ob ich jetzt als Zeugin noch einmal in die Hauptverhandlung gehe und vielleicht noch zwei Fragen beantworten muss, ganz konkrete Fragen oder ob ich nochmal alles erzählen muss. Und dass das so wenig genutzt wird, das finde ich schon sehr bedauerlich. Ich bin glücklich, dass wir es hier in Flensburg haben, aber auch in Schleswig-Holstein läuft es nicht überall so geschmeidig.

Und haben Sie eine Idee, woran das grundsätzlich liegt?

Das weiß ich ehrlich gesagt nicht genau, ob man der Meinung ist, Gerichte sind nicht zuständig für die Umsetzung. Ich kann es nicht genau sagen. Auf jeden Fall steht das auf meinem To-do-Zettel, dass ich da nochmal vorspreche. Ich höre das nämlich von den einzelnen Standorten, dass die Kollegen sagen »Mensch, wir würden das so gerne machen. Wir haben auch eine engagierte Richterin, die will das machen, aber wir haben so viele Probleme mit der Videotechnik, es bricht da zwischendurch z. B. die Videovernehmung ab«.

Das kann man sich doch vorstellen, wenn da ein Kind sitzt und wir sagen dann »Jetzt musst du noch mal eine halbe Stunde warten, bis wir das hier wieder ins Laufen kriegen«, dass das für die Vernehmung eine schlechte Voraussetzung ist. Ich will evtl. noch mal im Ministerium vorsprechen als Opferschutzbeauftragte. Das kann doch nicht angehen, dass wir 2025 eine Übertragung aus einem Raum in den anderen nicht hinbekommen. Die Vernehmung per Video ist für uns nichts Neues. Wir haben schon Mitte der 1990er Jahre bei der Polizei mit Videovernehmung bei Sexualdelikten angefangen. Ganz früh schon. Und das ist ja auch schon mal was, wenn man eine Videovernehmung bei der Polizei gemacht hat, da ist schon mal was in der Konserve, was man hat. Und es ist nicht zu vergleichen mit den Sachen, die früher von den Kolleginnen und Kollegen handschriftlich notiert oder diktiert wurden. Das ist schon ein ganz anderer Eindruck. Und die Polizei macht das hier seit 20, 30 Jahren.

Da hat Schleswig-Holstein eine richtige Vorreiterrolle?

Würde ich schon sagen. Also vielleicht nicht in jedem Bereich, aber ich glaube, was so Vernehmungen angeht und auch die Polizeiarbeit bei Sexualstraftaten. Wir haben auch schon sehr früh einen Lehrgang gehabt für die Sexualsachbearbeiterinnen bei der Landespolizeischule. Das habe ich auch mit aufgebaut, dass wir da regelmäßig die Kolleginnen und Kollegen, die Sexualsachen bearbeiten, schulen. Und die machen das auch richtig, richtig gut. Und die wissen ganz genau, was eine psychosoziale Prozessbegleitung ist. Also die Betroffenen von Sexualdelikten kriegen eigentlich alle eine.

Weil die genau wissen, wovon sie reden, und die wissen, wie man es vermitteln kann?

Ja, in diesem Lehrgang, da kommen auch immer Prozessbegleiterinnen und erzählen von ihrer Arbeit, sodass man als Polizeibeamter eine Vorstellung davon hat, wie sie arbeiten und wie wichtig das ist. Und ich habe die Polizei immer als supertollen Partner erlebt, der immer bereit war, auch mal was Neues auszuprobieren. Das hat wirklich super Spaß gemacht. Es hat viel Überzeugungsarbeit gebraucht und man musste wirklich einen langen Atem haben. Aber wie gesagt, ich hatte auch wirklich immer interessierte und offene Partner bei den Projekten.

Und jetzt zum Schluss z. B., wenn ich das mal so einwerfen darf, hatten wir so eine Situation, wo Kürzungen geplant waren im Opferschutz von der Landesregierung. Das fanden wir natürlich gar nicht witzig. Und da hat man auch so gemerkt, wir ziehen hier in Schleswig-Holstein alle an einem Strang, wir wissen, das geht nicht und wir müssen was dagegen machen. Und wir haben eben wirklich protestiert und haben noch mal deutlich gemacht, was hier denn eigentlich los ist, dass man bei den Opfern anfängt zu sparen, das geht wohl nicht. Und dann ist es auch vom Tisch gekommen. Aber da habe ich gemerkt, hier ist einfach eine gute Basis da.

Trotzdem muss man scheinbar dranbleiben, sonst wird es schnell auch wieder rückläufig?

Das stimmt, ja.

Gibt es Standards in der Justiz, wie Verbesserungspotenziale heute erkannt werden oder liegt es an Einzelakteuren?

Also ich würde sagen beides. Die Justiz aus sich heraus, ist natürlich oft sehr schwerfällig.
Die richterliche Videovernehmung ist ein gutes Beispiel. Es wissen eigentlich alle, dass das eine gute Maßnahme ist, aber keiner fühlt sich berufen, das jetzt auf den Weg zu bringen.

Und es wird auch kritisch beäugt, ob das überhaupt Sinn macht. Und die Richter, die dann nachher aus der Aufzeichnung ihre Einschätzung entwickeln müssen und darauf ihr Urteil bilden, sagen, »Nee, ich möchte doch ganz gerne noch mal die Zeugin hören«. Ja, aber das sieht der Gesetzgeber anders und zu Recht sieht er es anders. Sie müssen auch auf die Richterin, die Kollegin vertrauen, die die Vernehmung im Ermittlungsverfahren macht. Und hier zeigt es sich in Flensburg, es geht halt, aber das ist manchmal so mühsam, dass die Justiz aus sich selbst heraus auch das eine oder andere macht. Also als es z. B. darum ging, Aufenthaltsräume für die Kinder einzurichten bei den Gerichten, da waren schon viele gleich dabei und haben das gemacht. Aber es braucht immer auch welche, die Antreiber sind. Uns hilft es z. B. sehr, wenn solche Sachen gemacht werden, wie vom DKHW, vom deutschen Kinderhilfswerk und vom Institut für Menschenrechte.

Als erstes haben wir den Leitfaden gemacht (Praxisleitfaden zur Anwendung kindgerechter Kriterien für das Strafverfahren-Empfehlung von kinderrechtsbasierten Standards für den Umgang mit minderjährigen Opferzeuginnen und Opferzeugen). Praxisleitfäden des Nationalen Rates gibt es für das Strafverfahren, aber auch für das Familiengerichtsverfahren.
Und da habe ich auch sehr intensiv mitgearbeitet.

Ich persönlich bin der Meinung, wir sollten uns überlegen, ob wir nicht eine Art Kinderstrafprozessrecht mit einem genauen Verfahrensablauf haben wollen, dass in dem Augenblick gestartet wird, in dem wir wissen, dass ein Kind beteiligt ist. Es werden einfach bestimmte Mechanismen ausgelöst und dann läuft das nach einem bestimmten Schema. Das ist eigentlich nicht so schwer, bestimmte Dinge sind vorgegeben bzw. vorhanden. Zum Beispiel, dass man kindgerechtes Informationsmaterial hat, dass man die richterliche Videovernehmung macht, dass man eine Begleitung organisiert. Das ist ja alles kein Hexenwerk. Wenn man so ein Verfahren auf den Tisch bekommt, weiß der Polizeibeamte oder die Polizeibeamtin, »Oh, jetzt muss ich erstens, zweitens, drittens beachten oder, da ist die Kollegin Expertin, die sitzt nebenan, die ist die Spezialistin, die macht das«. So könnte man das auch machen. Bei unserer Staatsanwaltschaft bearbeiten spezielle Dezernentinnen und Dezernenten Sexualstraftaten, Kindesmisshandlung, Vernachlässigung, sowas. Das ist ja schon auf einem guten Weg, aber es muss auch weitergehen, es geht um Beschleunigung der Verfahren, Vermeidung von Mehrfachvernehmungen, geschulte Richterinnen und Richter. Es muss in jedem Stadium des Verfahrens bedacht werden, dass wir es mit Kindern zu tun haben und mit Jugendlichen. Und dann müssen wir uns an die kindgerechten Verfahrensvorgaben halten. Allerdings wissen wir auch, gerade im Moment ist die Justiz hoffnungslos überlastet. Die Staatsanwaltschaften, die wissen überhaupt nicht mehr, wie sie diese Mengen bewältigen sollen. Und ich tue mich auch ehrlich gesagt manchmal schwer damit zu sagen, ihr müsst dies aber auch noch machen. Aber wenn ich eine Abwägung treffen sollte und dann auf der einen Seite eben, sagen wir mal, Betrügereien habe oder sowas in der Richtung, und dann habe ich auf der anderen Seite Kinder, die ja meistens von ziemlich schweren Straftaten betroffen sind, die sind ja nicht von einem Betrug betroffen oder von einem Diebstahl. Da geht es um andere Dinge. Da muss ich doch sagen, ich entscheide mich für die Kinder. Das ist so. Und da müssen die Verfahren gut bewertet werden, die Kollegen und Kolleginnen müssen Zeit haben, die zu bearbeiten, vernünftig zu bearbeiten. Und nur so werden wir dem Anspruch gerechnet.

Das heißt, Sie brauchen auch mehr Personal, mehr Menschen, die die Juristerei für sich als Berufsweg wählen?

Ja, genau, die das juristische Werkzeug machen und die natürlich auch ein gewisses, wie soll ich sagen, ein Gespür dafür haben, was außer der normalen juristischen Tätigkeit vielleicht noch Pflicht ist. Also wie es ein Kollege, Leiter einer Staatsanwaltschaft, auf einer Tagung neulich gesagt hat, ich hätte es gar nicht besser ausdrücken können, »Opferschutz ist unsere Verpflichtung«. Nicht nur, dass andere die juristische Bearbeitung gut machen, das können wir auch, das machen wir gut, aber das müssen wir auch gut machen, den Opferschutz.

Da haben Sie einen wichtigen Schritt gemacht hier in Flensburg. Auch da waren Sie aktiv beteiligt und haben das angestoßen, das Childhood-Haus. Möchten Sie einmal darüber erzählen?

Wir hatten schon in meiner letzten Berufsphase das Thema »kindgerechte Justiz« auf dem Zettel und dann haben wir eine Tagung dazu gemacht, interdisziplinär. Also ich nehme immer alle mit, auch bei der Verteidigung ist es z. B. ganz wichtig, dass sie immer dabei ist, und die Jugendhilfe, alle Professionen waren da und auch Frau Sütterlin-Waack, sie war damals Justizministerin. Und dann haben wir abends beim Bier gesessen, wie das so ist. Und dann sagte jemand, »Es gibt in Leipzig dieses Childhood-Haus«.

Und ungefähr am nächsten Tag fuhr Frau Sütterlin-Waack hin, ein paar Tage später vielleicht. Sie fuhr nach Leipzig und sah sich das erste Childhood-Haus an. Und dann kam sie wieder und sagte: »Frau Stahlmann-Liebelt, das machen wir«. Das war Ende 2019, meine ich. Und dann kam 2020 erst Corona und Frau Sütterlin-Waack wurde Innenministerin, ganz plötzlich. Ja, und dann saßen wir da mit unseren tollen Plänen. Es ging ein bisschen Zeit ins Land und sie und ich, wir haben unabhängig voneinander immer weiter darüber nachgedacht. Und ich dachte, selbst wenn sie Innenministerin ist, kann sie trotzdem so ein Childhood-Haus mit auf den Weg bringen, denn die Polizei spielt dabei auch eine wichtige Rolle. So kamen wir wieder zusammen und fragten uns »Wollen wir es doch machen?«. Und ja, wir wollten es unbedingt machen. Und dann habe ich wieder Leute zusammengeholt, als Lenkungsgruppe aus allen Bereichen für das Projekt. Wir haben ein paar Sitzungen gemacht. Kinderschutzgruppe nannten wir uns dann und haben ein bisschen diskutiert. Andere waren in Leipzig und haben sich das angeguckt, unter anderem auch die Richterin Frau Dr. Schenke, die war auch von Anfang an dabei. Und dann hatten wir wieder Glück, dass wir aufmerksam wurden auf eine Immobilie hier in Flensburg im Wohngebiet, die zum Verkauf stand. Und es wurde uns angeboten, das Haus mietfrei zu nutzen. Das war eine private Initiative, die gesagt hat, »Das wird euch zur Verfügung gestellt, da könnt ihr ein Childhood-Haus draus machen«. Und so haben wir die Planung angefangen. Das war ja alles in der Coronazeit, also unter erschwerten Bedingungen. Das Haus musste umgebaut werden, da mussten wir schalldichte Türen haben, natürlich, damit die Vernehmungen nicht nach draußen kommen und so weiter. Das hat aber alles gut geklappt. Und 2022 konnten wir es tatsächlich einweihen. Wenn Sie so die ganze Geschichte gehört haben, was in Flensburg passiert ist, können Sie sich ja vorstellen, da war schon der Boden bereitet für so ein Projekt. Wir waren alle schon unterwegs in Richtung kindgerechte Justiz. Insofern war das mit dem Childhood-Haus irgendwie nur das i-Tüpfelchen, was noch kam.

In Leipzig ist es an einer Klinik angedockt und in Berlin auch. Das habe ich mir angesehen. Man geht in ein Krankenhaus und dann ist es nachher schön, wenn man in die Kinderschutzräume kommt. Aber man muss da ja erstmal durch und hat diese Atmosphäre. Also ich will das auch gar nicht so bewerten. Man hat manchmal gar nicht die Wahl, wenn es um solche Räumlichkeiten geht. Auf jeden Fall glaube ich, dass wir einfach viel Glück hatten mit diesem Gebäude. Man kommt rein, es hat gleich eine schöne Atmosphäre, es ist ganz ruhig und man hat den Blick in den Garten und die Farben sind hell und freundlich. Wir konnten das alle mitgestalten. Während es renoviert wurde, konnte auch die Richterin entscheiden, was sie in ihrem Raum haben wollte. Sie durfte sich dann einen schönen Raum aussuchen. Das ist auch absolut gerechtfertigt. Die Rückmeldung, die wir bekommen, ist, dass dieses Haus einfach eine ganz tolle Atmosphäre ausstrahlt. Aber da hatten wir eben auch am Anfang mit der Technik Probleme, es hat uns schlaflose Nächte gekostet, ganz schön viele. Jetzt läuft es aber.

Da kommen dann betroffene Kinder und Jugendliche bis 18 Jahre, für ihre Aussage hin, anstatt auf einem Polizeirevier auszusagen?

Ja, genau. Also so ist es gedacht, dass die Polizei die Möglichkeit hat, dort ihre Videovernehmung zu machen mit den betroffenen Kindern. Wir haben erstmal unseren Bezirk, aus dem die Kinder kommen. Aber es kommen auch schon mal Anrufe von Niebüll oder so, ob sie das nutzen dürfen. Natürlich dürfen sie das, wenn Platz ist. Und dann wird es eben vor allem auch genutzt für die richterliche Videovernehmung.

Wird das Haus noch für andere Dinge benutzt, außer für Vernehmungen?[6]

6 Das vollständige Interview können Sie über den QR-Code im Kapitel »Zusatzmaterial zum Download« herunterladen.

13.5 Das Gerichtsverfahren

Interview mit Damla Schenke

Frau Dr. Damla Schenke absolvierte ihr zweites juristisches Staatsexamen in Schleswig-Holstein im Jahr 2004 und begann unmittelbar danach ihre Laufbahn im Justizdienst. Seit 2005 ist sie als Richterin tätig, zunächst am Landgericht Flensburg, bevor sie in die Stellung einer Richterin am Amtsgericht berufen wurde. Heute arbeitet sie als Strafrichterin und hat sich insbesondere auf die Videovernehmung von Kindern und Jugendlichen im Strafverfahren spezialisiert. Ein Schwerpunkt sind hier Sexualstraftaten.

Das Interview behandelt umfassend das Thema der kindgerechten Justiz und die Anwendung richterlicher Videovernehmungen im Strafverfahren, insbesondere bei sexualisierten Straftaten und Misshandlungen. Die Richterin erläutert die Bedeutung der UN-Kinderrechtskonvention, die Kinder als eigenständige Rechtssubjekte mit Partizipationsrechten anerkennt und wie diese Prinzipien in der Justiz umgesetzt werden sollen. Der Praxisleitfaden zur kindgerechten Justiz wird als wichtige Empfehlung beschrieben, deren Umsetzung jedoch aufgrund der richterlichen Unabhängigkeit und fehlender verbindlicher Vorgaben herausfordernd ist. Die richterliche Videovernehmung wird als zeitlich vorgezogene, schonende Befragungsmethode in ruhiger Atmosphäre dargestellt, die die Belastung für Betroffene von Sexualstraftaten reduzieren soll. Dabei wird auch die technische und personelle Herausforderung sowie der hohe Aufwand für Gerichte betont. Die Videovernehmung ermöglicht es, Aussagen zu konservieren und später in der Hauptverhandlung oder Berufung zu verwenden, was besonders bei kindlichen Zeugen, aber auch bei Erwachsenen Vorteile bringt. Es wird auf die Rechte der Beschuldigten hingewiesen, die an der Videovernehmung teilnehmen und Fragen stellen können, wobei bei Bedarf räumlich getrennte Vernehmungen möglich sind, um das Wohl der Betroffenen zu schützen. Zudem wird auf die Schwierigkeiten bei der Einschätzung der Glaubhaftigkeit von Aussagen eingegangen und erläutert, warum Glaubhaftigkeitsgutachten für Beschuldigte nicht üblich sind. Die Bedeutung von Therapie und Traumatherapie wird diskutiert, wobei eine Offenheit für therapeutische Maßnahmen empfohlen wird, obwohl diese die Arbeit der Justiz erschweren können. Abschließend wird die psychische Belastung der Richterschaft bei der Durchführung von Videovernehmungen thematisiert und der Wunsch nach besseren Unterstützungsangeboten und mehr Sensibilität in allen beteiligten Institutionen geäußert. Es wird ein großer Bedarf an mehr Personal, finanziellen Mitteln und Spezialisierung betont, um die Verfahren schneller und sensibler zu gestalten.

Sabrina Henning: Würden Sie einmal erzählen, für welche Art von Verfahren Sie zuständig sind und wo?

Dr. Damla Schenke: Ich bin Richterin am Amtsgericht Flensburg. Dort bearbeite ich aktuell Einzelrichterstrafsachen, das sind Strafverfahren, die eine Straferwartung bis zu zwei Jahren haben und die kein Verbrechen sind. Also Verbrechen sind alle die, die ein Mindestmaß von einem Jahr haben, wie z. B. Raub, und was kein Kapitaldelikt ist, keine vorsätzlichen Tötungsdelikte, kein Mord und ähnliches. Dann bearbeite ich noch Ordnungswidrigkeiten, das sind Bußgeldsachen, wenn jemand zu schnell gefahren ist und ähnliches. Und – und das ist meine Spezialisierung – die Vernehmung von Kindern und Jugendlichen, aber auch erwachsene Zeugen, vor allem aus dem Sexualstrafbereich.

Sie sind Strafrichterin, es gibt auch andere Verfahren. Welche wären das?

Also wir haben noch Zivilrichter, die sind zuständig für alle Verfahren, die zwischen zwei Menschen sind, bis auf die Familiensachen. Das sind Mietsachen, Verkehrssachen, Vertragssachen vor allem. Dann haben wir noch Betreuungsrichter, Betreuungsrichterinnen, die für Menschen zuständig sind, die unter gesetzlicher Betreuung stehen. Wir haben Insolvenzrichter und -richterinnen, wir haben Landwirtschaftssachen, wir haben Erbschaftssachen. Und da hängt es immer davon ab, wo man dieses Dezernat zuteilt. Wir haben keine Richter und Richterinnen, die nur Erbschaftssachen machen, sondern es wird kombiniert. Im Strafbereich haben wir dann auch noch Jugendrichter und Jugendrichterinnen, die nochmal eine andere Spezialisierung haben. Und ich glaube, dann haben wir alle, zumindest beim Amtsgericht.

Wir kommen später noch mal auf die Jugendrichter:innen zurück. Ich würde jetzt gerne einen Überblick schaffen zur kindgerechten Justiz. Können Sie einmal erklären, inwiefern kindgerechte Justiz mit den UN-Kinderrechtskonventionen zusammenhängt?

Die UN-Kinderrechtskonvention, die ja schon seit Jahrzehnten existiert und in Deutschland 1992 ratifiziert worden ist, hat erstmalig Kinder als eigene Subjekte gesehen. Also nicht nur als Schutzrichtung des Staates, sondern dass Kinder eigene Rechte haben, vor allem eigene Partizipationsrechte. Das bedeutet, dass in allen Belangen, mit denen ein Kind betroffen ist, man Kinder selbstständig ernst nehmen soll und dass sie das Recht haben, teilzunehmen. Teilhabe ist also ein ganz großes Wort und vor allem dann natürlich auch Informationsrechte und Beteiligungsrechte. Und das spiegelt sich in einigen Artikeln dieser Kinderrechtskonvention wider. Wir haben z. B. jetzt in Art. 12 das Recht der Partizipation und das Recht auf Gehör und Berücksichtigung der Meinung »in allen, das Kind berührende Angelegenheiten« und das ist auch unabhängig vom Alter. Dann gibt es den Grundsatz, da kommt die kindgerechte Justiz dazu, dass man sagt, wenn ein Kind beteiligt werden muss, dann muss es natürlich in einem kindgerechten Umfang beteiligt werden. Das heißt Räume, Umgebung, Personen, die auf Kinder spezialisiert sind. Und da gibt es eine Formulierung, die heißt dann z. B. »Die Anhörung bzw. Vernehmung von Kindern in diesen Verfahren ist für die Wahrung ihrer Rechte essenziell und die Berücksichtigung des Konzepts der kindgerechten Justiz unerlässlich und ein Kind wird nur dann wirklich gehört, wenn die Umgebung nicht einschüchternd, feindselig oder unsensibel ist und das Verfahren sich als zugänglich und kindgerecht erweist«. Damit eng verknüpft ist Art. 3 der UN-Kinderrechtskonvention, der besagt, dass »bei allen Maßnahmen, die Kinder betreffen, gleich, ob sie von öffentlichen oder privaten Einrichtungen der sozialen Fürsorge, Gerichten, Verwaltungsbehörden oder Gesetzgebungsorganen getroffen werden, ist das Wohl des Kindes ein Gesichtspunkt, der vorrangig zu berücksichtigen ist«. Diese UN-Kinderrechtskonvention ist, indem Deutschland sie ratifiziert hat, unmittelbar geltendes Bundesrecht, also hat wie eine Bundesvorschrift die unmittelbare Wirkung und danach haben wir dann unser Handeln auszurichten.

Wir haben in Deutschland vom Bundesministerium für Familie, Senioren, Frauen und Jugend einen Praxisleitfaden zur Anwendung von kindgerechter Justiz. Der leitet sich also direkt von den UN-Kinderrechtskonventionen ab?

Ich denke, dass davon der Auftrag abgeleitet wurde, das tatsächlich umzusetzen und zu gucken, wo gibt es Bedarf, wie wird das tatsächlich umgesetzt und woran hapert es noch.

Dieser Leitfaden wurde auch unter Mitwirkung des »Nationalen Rates gegen sexuelle Gewalt an Kindern und Jugendlichen« erstellt. Können Sie sagen, wie sich dieser Rat zusammensetzt?

Ich habe in einer der Unterarbeitsgruppen mitgewirkt. Also der ist bunt gemischt, weil von allen Professionen viele Leute dabei sein sollten. Das fängt an mit der Beauftragten der deutschen Bischofskonferenz für Fragen des sexuellen Missbrauchs, über die Vorsitzende der unabhängigen Kommission zur Aufarbeitung sexuellen Missbrauchs, hin über Justiz, Kinder und Jugendhilfe, Evangelische Kirche, Juristen, Vorsitzender des Deutschen Richterbundes, Vorsitzender des Deutschen Familiengerichtstages, Präsident des Deutschen Kinderschutzbundes. Also es waren aus vielen Bereichen Menschen, die sich dieses Themas annehmen, auch Bundesministerium für Gesundheit.

Haben Sie im Kopf, ob da auch Betroffene oder Betroffenenverbände mitgewirkt haben?

Ja, die Unabhängige Beauftragte gegen sexuellen Missbrauch von Kindern (UBSKM) war auch vertreten und das ist natürlich existenziell. Wir können nicht arbeiten, ohne dass die Betroffenen mitgehört werden.

Sie hatten vorhin angefangen, ein bisschen zu erzählen, dass es auch um die Umgebung geht, um die Art und Weise, wie mit Kindern gesprochen wird, und darum, wie man Kinder, ihrem Alter angemessen, einbezieht. All diese Dinge spielen eine Rolle. Wie sehr sehen Sie diese Empfehlung schon in der Umsetzung?

Ja, auch da gab es jetzt mittlerweile schon Erhebungen. Es gibt einen Abschlussbericht vom Deutschen Kinderhilfswerk, die ja auch mit daran beteiligt waren. Es ist eine Untersuchung, die von der Uni Münster, ich glaube von Frau Professorin Kannegießer geleitet wurde und die haben fünf Standorte untersucht. Ich habe die Auswertung mitbekommen. Da sind glaube ich 39 Richter und Richterinnen befragt worden, deutschlandweit. Da kommt es natürlich darauf an, wen Sie fragen. Wenn sie mich befragt hätten, hätte ich gesagt, dass ich es umsetze, fragt man einen Kollegen, eine Kollegin, die sich mit dem Thema noch gar nicht beschäftigt hat, sagt die vielleicht, dass sie das zum ersten Mal hört.

Wir müssen da differenzieren. Im richterlichen Bereich ist es so, dass es allenfalls Empfehlungen geben darf. Richter und Richterinnen haben das Privileg der Unabhängigkeit. Richterliche Unabhängigkeit ist im Grundgesetz verankert. Wir sind nicht weisungsgebunden, wir sind unabhängig von der Politik, wir sind unabhängig von der Regierung. Das ist ein extrem starkes und wichtiges Gut, damit wir unabhängig von äußeren Einflüssen arbeiten. Also es kann jetzt kein Präsident kommen und sagen: »Wir möchten jetzt in den und den Bereichen gerne immer eine Mindeststrafe von X haben«. Oder machen wir es noch schlimmer, wenn wir irgendwann eine rechts- oder linksgerichtete Regierung haben sollten, dass wir von dort Order bekommen, politisch motivierte Themen besonders stark oder besonders milde zu bestrafen. Also das ist ein unglaublich wichtiges Gut aus der Geschichte der Bundesrepublik. Und Kollegen und Kolleginnen sagen natürlich erstmal zu Recht, »ich möchte in meiner Arbeitsweise, in meiner Entscheidung, wie ich arbeite und was ich am Ende entscheide, frei sein«. Und daher muss man immer vorsichtig sein mit solchen Leitfäden, Konzepten und ähnlichem. Aber man hat natürlich den Aufhänger jetzt z. B. bei Kindern in § 48a Abs. 2 Strafprozessordnung, da heißt es, wenn Kinder verletzt sind, haben wir einen Beschleunigungsgrundsatz. Da habe ich natürlich die Beschleunigung drin, aber wie ich da mit Kindern umgehe, wie mein Gerichtssaal ausgestaltet werden soll, da bin ich frei. Und daher sind diese Empfehlungen im richterlichen Bereich auch nur als Empfehlungen zu sehen. Wenn Sie fragen, wie es umgesetzt wird, dann ist es wiederum schwierig, weil anders als z. B. bei der Polizei, wo vielleicht der Polizeichef sagen kann, wir arbeiten zukünftig nur noch nach diesem Leitfaden und wenn Sie mit Kindern zu tun haben, dann gehen Sie bitte diesen Leitfaden mit den einzelnen Schritten durch. Das kann ein Polizeichef oder eine Polizeichefin, das kann aber ein Präsident des Landgerichts Flensburg nicht und dann hängt es an einem Richter oder an einer Richterin selbst, inwieweit sie sich das Thema kindgerechte Justiz selbst auf die Fahnen schreiben und es umsetzen möchten.

Das heißt, die Frage nach Verbesserungspotenzialen ist an dieser Stelle schwierig zu beantworten?

So ist es mit allen Sachen in der kindgerechten Justiz. Mein Verbesserungsvorschlag wäre natürlich, man müsste diesen Leitfaden ausdrucken und man muss es als Tischvorlage nutzen. Ich habe die Erfahrung gemacht, alles, was als PDF rumgeschickt wird, wird nicht wirklich wahrgenommen. Es sei denn, man sucht gezielt danach. Wir haben auch einen Leitfaden für die richterliche Videovernehmung, den wir in der Bundländer-Arbeitsgruppe erarbeitet haben, der sich auch vor allem an Richter, Richterinnen, Staatsanwälte und Staatsanwältinnen richtet. Der ist teilweise überhaupt nicht bekannt, obwohl er über die Justizverwaltung eigentlich an alle geschickt worden sein soll. Daher mein Plädoyer an dieser Stelle: »Immer ausdrucken, als Tischvorlage nutzen, immer wieder hochhalten und bekannt machen«.

Sie hatten erwähnt, dass Kinder- und Jugendrichter:innen auch nochmal speziell ausgebildet sind. Was für Fortbildungen haben diese Kolleg:innen?

Es gibt eine Vorschrift im Jugendgerichtsgesetz, § 37 Abs. 1, Satz 2. Da gibt es eine Soll-Vorschrift, die sagt, Jugendrichter und Jugendrichterinnen, die in diesem Dezernat tätig sind, sollen über Kenntnisse auf den Gebieten der Kriminologie, Pädagogik und Sozialpädagogik sowie der Jugendpsychologie verfügen. Das ist eine Soll-Vorschrift und so wie es mit Soll-Vorschriften ist, sollen sie nach Möglichkeit umgesetzt werden. Sie sind aber nicht absolut verpflichtend. Das können sie in vielen kleinen Gerichten auch gar nicht umsetzen, aber ein »soll« ist es ja mehr als ein »kann«. Wir haben beim Amtsgericht Flensburg auch einen Jugendrichter und eine Jugendrichterin, die sich darauf spezialisiert haben. Inwieweit die jetzt Fortbildungen wahrnehmen, das obliegt dann wieder ihnen. Es gibt einige Länder, die haben das verpflichtend. Ich meine, es sind Hamburg, Baden-Württemberg und Niedersachsen, die das als Verpflichtung aufgenommen haben. Dann ist aber die Frage, was ist, wenn ein Richter das nicht macht? Dann wird er diesem Bereich nicht zugewiesen. Wenn sie aber keinen anderen haben, der dazu bereit ist, wird es schwierig. Daran merkt man, Spezialisierung ist gewollt und auch richtig.

Ich würde gerne zu Ihrem Bereich kommen, dem Strafverfahren. Könnten Sie einmal einen Überblick geben, wie so ein Strafverfahren abläuft?

Wir haben drei Schritte in einem Strafverfahren. Die nennen sich Ermittlungsverfahren, Zwischenverfahren und Hauptverfahren. Im Ermittlungsverfahren ist es so, da ist die Staatsanwaltschaft »Herrin« des Verfahrens. Das fängt an mit einer Anzeige bei der Polizei oder die Polizei wird anders auf etwas aufmerksam. Die Polizei ermittelt dann, vernimmt Zeugen, sichert Beweise, macht Fotos etc. Das ist die polizeiliche Arbeit. Wenn die Polizei der Auffassung ist, sie habe alles ermittelt, was zu ermitteln ist, wird die Akte an die Staatsanwaltschaft weitergeleitet. Da gibt es Gespräche, eventuell nochmal Arbeitsaufforderungen, Arbeitsanweisungen der Staatsanwaltschaft an die Polizei. Wenn die Akten dann bei der Staatsanwaltschaft sind, prüft die Staatsanwaltschaft, ob sie alles haben, oder ob es noch etwas braucht an Beweisen, Vernehmungen, medizinischen Untersuchungen und so weiter. Wenn die zu dem Ergebnis kommen, dass sie alles haben, fächert sich das ein bisschen auf. Es gibt zwei Möglichkeiten: Anklage erheben oder Einstellung. Einstellung bedeutet, da gibt es verschiedene Stufen. Es gibt eine Einstellung nach § 170 Abs. 2; das bedeutet, es gibt keinen hinreichenden Tatverdacht, das Ganze wird eingestellt und es wird nicht mehr ermittelt. Dann gibt es weitere Einstellungsmöglichkeiten, auch da nur ein grober Überblick. Es gibt eine Einstellung

nach § 153 Abs. 2, da ist was dran, aber das öffentliche Interesse ist jetzt nicht so groß, dass wir es anklagen. Da war es Warnung genug an den Beschuldigten, dass wir mal ermittelt haben. Da ist mittlerweile Rechtsfrieden eingekehrt, weil die Parteien sich vielleicht auch vertragen haben, weil vielleicht auch außergerichtlich schon ein Schmerzensgeld gezahlt worden ist. Dann wird das nach § 153 eingestellt. Es gibt dann eine weitere Möglichkeit, eine vorläufige Einstellung zu machen mit Auflagen. Schadenswiedergutmachung, Ableistung gemeinnütziger Arbeit, ein Täter-Opfer-Ausgleich, ein Entschuldigungsschreiben oder ähnliches. Wenn diese Auflage erfüllt wird, dann wird das Verfahren auch endgültig eingestellt. Wenn die Staatsanwaltschaft von den Einstellungsmöglichkeiten keinen Gebrauch macht, kann sie weitermachen. Das bedeutet Anklage erheben, entweder indem man eine Anklageschrift verfasst und es soll verhandelt werden, oder es wird ein Strafbefehl beantragt, auch das gegenüber dem Gericht. Das ist eine Entscheidung auf dem schriftlichen Wege, um das vereinfacht darzustellen. Dann bekommt der Richter die Akte auf den Tisch, da steht drin, was dem Angeklagten vorgeworfen wird und schon mit einem Antrag, wie eine Verurteilung erfolgen soll. Da steht z. B. A hat B geschlagen und soll zu einer Geldstrafe von 30 Tagessätzen verurteilt werden. Wenn ich der Auffassung bin, »Ja, das ist die richtige Entscheidung« und ich muss auch nicht verhandeln, ich muss keinen Zeugen hören, dann unterschreibe ich diesen Strafbefehl. Und dann bekommt der Angeklagte diesen Strafbefehl. Der kann dagegen Einspruch einlegen und dann erst verhandle ich das. Was größtenteils passiert ist die Anklage. Das heißt, A wird angeklagt, B geschlagen zu haben, und wir möchten gerne, dass das in der Hauptverhandlung verhandelt wird.
Dann fängt dieses sogenannte Zwischenverfahren an. In diesem Zwischenverfahren prüft der Richter oder die Richterin, ob ein hinreichender Tatverdacht vorliegt, ob also nach Aktenlage, wenn das alles so bewiesen werden würde, eine höhere Wahrscheinlichkeit einer Verurteilung besteht als die eines Freispruchs. In diesem Zwischenverfahren passiert in der Regel nicht viel. Wenn die Staatsanwaltschaft vernünftig ermittelt hat, was sie in der Regel tut, passiert da nicht viel von Seiten des Gerichts. Wenn ich aber der Meinung bin, da fehlt noch was, ein Zeuge ist noch nicht richtig vernommen worden oder ein Zeuge ist gar nicht vernommen worden, dann ordne ich an, dass dort nochmal ermittelt wird. Es ist ein Zwischenstadium. Wenn ich zu der Auffassung komme, es gibt einen hinreichenden Tatverdacht, lasse ich die Anklage zu, eröffne das Hauptverfahren und mache einen Termin. Dann geht die Hauptverhandlung los, bei der alle, die mit dem Verfahren zu tun haben, erscheinen müssen und bei der dann auch die Beweisaufnahme erfolgt, vor allem die Vernehmung der Zeugen. Und das ist der Punkt, wo wir uns fragen, was ist mit Zeugen, die besonders sensibel sind? Was ist mit Zeugen, die Kinder oder Jugendliche sind? Zeugen, die eingeschüchtert oder die traumatisiert sind?
Dann endet die Hauptverhandlung mit einer Entscheidung. Auch da gibt es Einstellungsmöglichkeiten, aber es ist ja eigentlich das Ziel, auch mit einem Urteil, also Freispruch oder einer Verurteilung, abzuschließen. Danach gibt es noch das sogenannte Vollstreckungsverfahren. Da gehen die Akten wieder zurück zur Staatsanwaltschaft und die sind dann dafür zuständig, die Strafe zu vollstrecken.

Das ist ein ganz schöner Weg, den man da zu gehen hat. Wo in diesen Schritten ist die richterliche Videovernehmung einzuordnen?

Das ist eine sehr gute Frage, weil es tatsächlich unterschiedliche Auffassungen gibt. Also nach meiner Auffassung, und so folgt auch ein Großteil der Nation, findet die richterliche Videovernehmung im Ermittlungsverfahren statt, also in diesem ersten großen Block, und zwar am Ende der Ermittlungen, wenn also die Polizei alles ermittelt hat, wenn die Staatsanwaltschaft der Auffassung ist, es gibt nichts mehr zu ermitteln, wir haben alles aufgeklärt und würden jetzt entscheiden, ob Anklage erhoben wird. Da entscheidet die Staatsanwaltschaft, ob ein hinreichender Tatverdacht für eine Verurteilung besteht und wenn die zu diesem Punkt kommt, beantragen die, zumindest in Flensburg und auch in Großteilen anderer Bundesländer, die richterliche Videovernehmung. Im Gesetz steht aber nicht drin, wann die richterliche Videovernehmung erfolgen soll. Diese Regelung ist im sogenannten allgemeinen Teil des Strafgesetzbuches der Strafprozessordnung niedergeschrieben. Also nicht im Ermittlungsverfahren, nicht im Zwischenverfahren, nicht in der Hauptverhandlung. Daher gibt es auch Stimmen und Auffassungen, die sagen, wir machen das im sogenannten Zwischenverfahren oder erst in der Hauptverhandlung. Ob das dem Sinn und Zweck entspricht, das ist nochmal eine andere Sache. Da sind wir gerade in einer großen Diskussion mit den Kollegen und Kolleginnen, die das so machen. Aber nach meiner Auffassung macht es nur Sinn, wenn es am Ende des Ermittlungsverfahrens ist.

Es gibt immer wieder bei der Polizei eine Videovernehmung. Wenn die stattgefunden hat, warum braucht es noch eine richterliche Videovernehmung?

Es ist sehr gut und es ist auch sehr wichtig, dass in diesen Fällen (wir reden ja vor allem über den Bereich der Sexualdelikte oder auch über Misshandlungen von Schutzbefohlenen nach § 225 StGB) eine polizeiliche Vernehmung stattfindet und dass sie nach Möglichkeit auch videodokumentiert ist. Ich habe ja gerade erläutert, dass der Grundsatz ist, Vernehmung in der Hauptverhandlung. Wir führen in der Hauptverhandlung die Beweisaufnahme durch. Und wenn der Angeklagte nicht geständig ist oder der Tatvorwurf anderweitig belegt werden kann, z. B. durch Videoaufzeichnungen der Taten oder Fotos der Taten, dann ist es natürlich erforderlich, dass ich den vermeintlich Geschädigten in der Hauptverhandlung vernehme und diese richterliche Vernehmung muss irgendwann im Verfahren einmal durchgeführt werden. In der Regel ist sie in der Hauptverhandlung. Wenn ich aber nicht möchte, dass der Zeuge in der Hauptverhandlung vernommen wird, sondern vorher, dann muss ich diese zweite Vernehmung durch einen Richter machen. Es gibt eine Ausnahme, dass man die polizeilichen Vernehmungen in der Hauptverhandlung ersetzend vorführen darf. Also ersetzend in dem Sinne, dass ich mir nicht den Zeugen live hole, sondern die polizeiliche Vernehmung vorführe, nämlich nur, wenn der Angeklagte zustimmt.

Wieso müssen Beschuldigte bzw. Angeklagte zustimmen?

Weil der Richter sein Urteil aus dem Inbegriff der Hauptverhandlung schöpft. Wir haben in § 250 StPO den Grundsatz der persönlichen Vernehmung. Also nicht ein Surrogat (Ersatz), nicht irgendeine aufgezeichnete polizeiliche Vernehmung, nicht irgendeine Mutter, die erzählt, was das Kind darüber berichtet hat, sondern den Grundsatz der Zeuge muss in der Hauptverhandlung vor dem Richter aussagen. Und wenn ich von diesem Grundsatz abweiche, Ausnahmen schaffe, dann beschränke ich natürlich eigentlich das Gericht auch in seinen Rechten, aber vor allem natürlich den Angeklagten in seinem Recht der Verteidigung, weil er nicht die Möglichkeit hat, Fragen zu stellen an den Zeugen. Der ist ja bei einer polizeilichen Vernehmung nie dabei. Und der Angeklagte hat natürlich das Recht auf Verteidigung und dazu gehört auch das Recht, Fragen an den Zeugen zu stellen. Und wenn ich jetzt eine konservierte Videoaufzeichnung vorspiele, dann sagt natürlich jeder Angeklagte, ich hätte gerne mein grundrechtlich verbürgtes Recht auf Fragen.

Wie stellen Angeklagte während der richterlichen Videovernehmung Fragen, wenn das so fundamental wichtig ist?

Genau, der Angeklagte nimmt an der richterlichen Videovernehmung teil. Also wir verlagern die Vernehmung, wir nehmen sie raus aus der Hauptverhandlung, wir verlagern sie ins Ermittlungsverfahren. Damit aber genau seine Rechte gewahrt werden, nimmt er an dieser richterlichen Videovernehmung im Ermittlungsverfahren teil. Er und der Verteidiger. Also sie haben das Recht teilzunehmen, sie müssen nicht teilnehmen, aber sie haben das Recht.

Das heißt, bei der richterlichen Videovernehmung würde unter Umständen die geschädigte Person auf den Angeklagten treffen?

Grundsätzlich ja.

Gibt es andere vorstellbare oder auch schon in der Praxis umgesetzte Varianten, wenn z.B. Betroffene von sexualisierter Gewalt eventuell gar nicht aussagen können, wenn Beschuldigte mit im Raum sind?

Dem Grundsatz bei der richterlichen Videovernehmung nach, sind alle, die sonst am Verfahren beteiligt sind, auch berechtigt, bei der richterlichen Videovernehmung teilzunehmen. Das ist der Beschuldigte (zum Zeitpunkt des Ermittlungsverfahrens heißt er noch Beschuldigter), der Verteidiger oder die Verteidigerin, der Vertreter oder die Vertreterin der Staatsanwaltschaft und noch weitere. Es gibt Konstellationen, da wird es schwierig, wie Sie sagen, wenn alle im Raum sind. Die Vorschrift besagt: »Besteht die dringende Gefahr eines schwerwiegenden Nachteils für das Wohl des Zeugen, wenn er in Gegenwart der Anwesenheitsberechtigten vernommen wird und kann sie nicht in anderer Weise abgewendet werden, so soll der Richter die Vernehmung von den Anwesenheitsberechtigten getrennt durchführen«. Das heißt also, wenn ich bestimmte Anhaltspunkte habe, dass es dem Zeugen nicht gut geht, wenn er in Anwesenheit aller Berechtigten vernommen wird, und ich es nicht anders abwenden kann, dann ordne ich eine räumlich getrennte Vernehmung an. Die sieht dann so aus, dass ich in der Regel mit dem Zeugen, mit der Zeugin allein in dem Vernehmungszimmer sitze und die anderen Anwesenheitsberechtigten in einem zweiten Zimmer, im sogenannten Übertragungszimmer. Damit aber diese Rechte des Beschuldigten gewahrt werden, gibt es eine Übertragung in Bild und Ton. Das heißt, der sieht und hört natürlich, was die Zeugin oder der Zeuge sagt. Und damit er da seine Fragerechte und auch sein Beanstandungsrecht ausüben kann, muss natürlich sichergestellt werden, dass es irgendeine Form der Kommunikation zwischen dem Übertragungs- und dem Vernehmungszimmer gibt. Bei erwachsenen Zeugen haben wir da eine direkte Sprechfunktion. Bei Kindern und Jugendlichen obliegt das Fragerecht dem Vorsitzenden, also dem Vernehmungsrichter. Und da lösen wir das, indem wir eine Chatfunktion einrichten. Das heißt, der Beschuldigte, aber auch alle anderen Beteiligten haben die Möglichkeit, ihre Fragen per Chat an mich zu übermitteln und ich lese dann diese Fragen vor beziehungsweise formuliere sie kindgerecht um. Die Voraussetzungen, dies anzuordnen, sind aber nicht ganz einfach. Wenn wir im Gesetz gucken, heißt es ein »schwerwiegender Nachteil für das Wohl des Zeugen«. Das heißt also, ich brauche eine Beeinträchtigung oder eine zu befürchtende Beeinträchtigung der psychischen, der physischen oder sonstigen gesundheitlichen Zustandes des Zeugen, der Zeugin und da kommen wir genau an das Problem. Wenn die Zeugin sagt »Ich trau mich nicht auszusagen, wenn der dabei ist«, reicht das nicht, das ist keine Beeinträchtigung als solche. Wir müssen dann noch einen Schritt weitergehen und fragen: »Was würde es denn bedeuten, wenn du jetzt aussagst in dessen Beisein?« oder »Was macht es medizinisch, also gesundheitlich mit dir, psychologisch mit dir?«. Wenn aber ein behandelnder Arzt oder eine behandelnde Ärztin sagt: »Wenn die Person im Beisein des Beschuldigten oder den anderen Erwachsenen aussagt, dann sind Störungen zu erwarten in Form von Schlaflosigkeit, körperlichem Zittern, Kreislaufproblemen« oder etwas anderes, sagen wir natürlich bei traumatisierten Zeugen Flashbacks oder ähnliches, dann habe ich natürlich diese Gefahr. Es müssen aber auch nicht deliktsbezogene Belastungen sein. Es kann ja auch ein Zeuge sein, der unter Tinnitus leidet und sagt, in dem Moment, in dem ich unter Stress stehe (und die Vernehmung ist eine enorme Stresssituation), dann habe ich ein Pfeifen in meinem Ohr und das ist natürlich eine Beeinträchtigung. Dann geht das auch. Aber ich brauche dafür Anhaltspunkte.

Sie brauchen, wenn ich es richtig verstanden habe, auch die Einschätzung von Psycholog:innen oder Ärzt:innen?

Jahrelang habe ich das tatsächlich so gemacht und daran halte ich bei Erwachsenen auch noch fest. Bei Kindern, also bei minderjährigen Zeugen, berufe ich mich mittlerweile tatsächlich auf die UN-Kinderrechtskonvention. Wir haben auch noch viele weitere Vorschriften. Daraus kann man auch einiges herleiten. Es gibt Studien, die besagen, allein der Umstand, dass Kinder in einem Gerichtsverfahren betroffen sind und dann auch noch vernommen werden sollen von Erwachsenen, die sie nicht kennen, ist eine enorme psychische Beeinträchtigung, egal wie stabil das jeweilige Kind ist, und darauf stütze ich mittlerweile die Anordnung der ge-

trennten, räumlichen Vernehmung, schon allein, weil sie Kinder sind. Und das ist auch etwas, was ich mittlerweile propagiere an die Kollegen und Kolleginnen. Man kann das auch gut begründen und viele meiner Kollegen, muss man auch tatsächlich sagen, die ordnen das per se an. Dieser Beschluss ist nicht anfechtbar, da kann sowieso keiner gegen vorgehen, also mache ich das. Aber ich finde es natürlich noch netter, wenn man das mit dieser Kinderrechtskonvention begründen kann.
Aber bei erwachsenen Zeugen, und das muss man dann auch ganz klar sagen, ist der Grundsatz die gemeinsame, räumliche Vernehmung und dann sind Prozessbegleitungen gut und gute Rechtsbeistände. Für uns als Entscheider ist es immer wichtig, so viele Informationen wie möglich zu haben über die Zeugen, damit wir auch entsprechend agieren können. Wenn ich weiß, dass jemand traumabelastet ist, muss ich erst mal feststellen, ob der aussagetüchtig ist und kann dann prüfen, was wir als Gericht machen können. Je mehr Informationen wir bekommen, umso besser können wir auf die Zeugen eingehen. Wenn dann Zeugen fragen, »Warum muss ich denn meine Seele offenbaren und alles mitteilen, was mich betrifft?«, das ist der Hintergrund. Es geht niemals darum, jemanden bloßzustellen, sondern bestmögliche Informationen zu bekommen, um besser agieren zu können.

Bei Erwachsenen ist es deutlich schwieriger?

Genau. Und da braucht man dann einfach eine Bescheinigung, die aussagekräftig ist.

Sie haben gesagt, Beschuldigte und die anderen Beteiligten am Verfahren können Fragen stellen. Werden ansonsten die gleichen Fragen nochmal gestellt? Also sind die Fragen, die Sie vorbereiten, die gleichen, die auch schon bei der Polizei gestellt wurden? Oder ist das, noch anders strukturiert oder aufgebaut?

Ziel einer solchen Vernehmung ist, egal ob polizeilich oder richterlich, den Sachverhalt festzustellen. Das heißt, wir haben einen Tatvorwurf, wir haben einen Tatbestand, den wir im Prinzip abfragen müssen. Nochmal am Beispiel Diebstahl: Jemand soll einem anderen eine Sache weggenommen haben. Dann fragt natürlich sowohl die Polizei: »Ist dir etwas weggenommen worden?«, »Gehörte das dir und hat der andere das?«. Diese Fragen würde ich natürlich auch stellen. Im Bereich des Sexualstrafrechts und oder der Misshandlung von Schutzbefohlenen ist der Tatbestand viel weiter, viel größer, wir müssen viel mehr abfragen. Grundsätzlich sollten sie gleich sein, aber die Polizei ist in einem anderen Stadium bei der Vernehmung, als ich es vielleicht bin. Das heißt, die Polizei fragt vielleicht manchmal nicht so umfassend, weil sie erst dabei sind, erstmalig den Sachverhalt zu erfragen. Die haben vielleicht auch einen anderen Fokus der Befragung, weil die sagen, »Wir wollen erstmal wissen, gibt es Tonaufzeichnungen, gibt es Bildaufnahmen, gibt es weitere Zeugen, müssen wir vielleicht schnell agieren, weil der vielleicht abhauen möchte?«. Da ist der Schwerpunkt ein anderer. Und bei mir ist der Schwerpunkt, die Zeugin so umfassend zu befragen, dass sie später in der Hauptverhandlung

nicht nochmal aussagen muss.
Ich habe mittlerweile für mich einen Fragenkatalog aufgestellt, von dem ich mir auch wünsche, dass die Polizei den hat, weil vieles tatsächlich identisch sein sollte, aber nicht immer abgefragt wird. Hauptschwerpunkt der Befragung ist natürlich der Ablauf: »Was genau ist passiert?«, »Wer soll was gemacht haben?«. Und dann gibt es aber natürlich noch weitere Komplexe, die wir abfragen müssen: »Wie ist es überhaupt zu der Vernehmung oder zu der Anzeige gekommen?«, »Wie hat sich der Zeuge entschieden, überhaupt anzuzeigen?«. Das ist ein ganz großer Schwerpunkt, weil wir da mögliche Fehlerquellen abfragen müssen. Ist z.B. die Anzeige unmittelbar nach der Tat gekommen, ohne Beeinflussung von Dritten, hat es einen anderen Wert, als wenn ich einen Zeugen habe, der sagt: »Ich habe mich erstmal mit meinen Freundinnen besprochen, was ich tun soll. Meine Freundinnen haben mir von ihren Erlebnissen berichtet. Ich habe dann im Internet noch mal nachgeguckt. Ich habe dann in Foren oder Blogs über sexuellen Missbrauch nachgelesen. Da habe ich gesehen, anderen geht es genauso. Dann bin ich in die Beratung gegangen, dann habe ich eine Therapie gemacht und im Rahmen dieser Therapie ist noch mehr aufgeploppt. Daraufhin habe ich mich dann entschieden, Anzeige zu erstatten«. Das ist alles zulässig, das ist alles auch realitätsnah. Aber es gibt da verschiedene mögliche Fehlerquellen. Ich habe die Fehlerquellen der anderen Zeuginnen, mögliche Fehlerquellen im Internet, mögliche Fehlerquellen einer nicht professionellen Beratung oder einer vielleicht nicht professionellen Therapie. Und daher ist es so wichtig zu wissen, wie es zu dieser Anzeige gekommen ist. Ein weiterer Punkt ist: »Wem hast du wann, was, wie berichtet?«, »Wie intensiv haben andere nachgefragt?«, »Wie suggestiv haben andere nachgefragt?«. Ein weiterer Block ist Unterstützung, Therapie und ein weiterer Block sind dann auch die späteren möglichen Tatfolgen. Und das kann die Polizei ja noch gar nicht abfragen, wenn unmittelbar nach der Tat angezeigt worden ist, und daher sind die nicht immer identisch, sollten aber doch möglichst deckungsgleich sein.

Würden Sie noch einmal grundsätzlich aus Ihrer Sicht die Vor- und die Nachteile von richterlicher Videovernehmung erläutern?[7]

7 Das vollständige Interview können Sie über den QR-Code im Kapitel »Zusatzmaterial zum Download« herunterladen.

13.6 Traumainformieres Arbeiten im Ermittlungsverfahren

Interview mit Franziska Fiolka

Frau Franziska Fiolka ist Diplom-Verwaltungswirtin mit Fachrichtung Polizei und hat als Kriminalkommissarin in der Vergangenheit bei Rauschgift- und Staatsschutzdelikten ermittelt. Seit 2018 ist sie als Kriminalhauptkommissarin im Fachbereich Kriminalitätsbekämpfung und Kriminalitätswissenschaften. Darüber hinaus ist sie Fachlehrerin und Fachgebietsverantwortliche für Kriminalistik und Mitglied der Auswahlkommission im Einstellungsverfahren der Landespolizei. Frau Fiolka berichtet im folgenden Interview über die Vorgehensweise der Polizei bei Verdacht auf Kindeswohlgefährdung und Sexualdelikte. Frau Fiolka erläutert, dass Anzeigen bei jeder Polizeidienststelle bundesweit möglich sind, auch von Minderjährigen. Die Polizei arbeitet eng mit Staatsanwaltschaft, Jugendamt und psychosozialen Einrichtungen zusammen. Traumasensible Vernehmungen sind zentral, mit speziellen Räumen und Methoden wie audiovisuellen Aufzeichnungen, um Belastungen für Betroffene zu reduzieren. Die besondere Schutzbedürftigkeit von »sensiblen Zeugen« wird erkannt und berücksichtigt, unterstützt durch Fortbildungen zu Trauma, Gender- und Kultursensibilität. Die Polizei bemüht sich um Diversität im Kollegium, um Betroffene besser verstehen zu können. Die Polizei bietet Supervision und psychologische Unterstützung für Mitarbeitende an, um sekundäre Traumatisierungen zu vermeiden. Insgesamt zeigt das Gespräch die Bemühungen der Polizei traumasensible Verfahren zu gewährleisten und die Belastung des Personals zu adressieren.

Sabrina Henning: Frau Fiolka, können Sie erklären, was eine Person tun sollte, die Kenntnis davon erhält oder den Verdacht hat, dass einem Kind geschadet wird?

Franziska Fiolka: Aus polizeilicher Sicht ist es natürlich so, dass wir gerne informiert werden möchten, also gern eine Anzeige hätten. Aber wenn die Polizei nicht der erste Schritt sein soll, dann ist auch jedes Jugendamt und, wenn nicht beteiligt, auch die Erziehungsberechtigten als Ansprechpersonen möglich. Auch könnte eine Beratungsstelle eine gute Anlaufstelle in diesem Fall sein.

Wenn ich mich für eine Anzeige entscheide, dann gehe ich einfach in das nächste Polizeirevier?

Jede Polizeidienststelle ist verpflichtet, eine Anzeige entgegenzunehmen, egal wo und egal ob der Ort, wo es stattgefunden hat, der Ort ist, an dem ich die Anzeige erstatten möchte. Aber es ist auch möglich, online bei den Dienststellen Anzeigen zu erstatten. Das ist fast in jedem Bundesland mittlerweile möglich. Und grundsätzlich ist auch die Staatsanwaltschaft ein Ansprechpartner. Auch da können Anzeigen aufgegeben werden, schriftlich oder auch telefonisch oder mündlich.

Und wenn die Person, die etwas mitbekommt, selbst noch minderjährig ist, kann diese Person selbstständig zur Polizei gehen oder muss ein Erziehungsberechtigter dabei sein?

Also bei der Anzeigenerstattung spielt das Alter keine Rolle, da kann auch ein Minderjähriger die Anzeige erstatten. Es kann immer sein, dass im Verfahrensverlauf Unterschriften von Erziehungsberechtigten notwendig sind. Bei Strafanträgen z. B. oder bei der Genehmigung einer Vernehmung oder Anhörung oder bei anderen Anträgen, da kann es sein, dass dann die Erziehungsberechtigten doch vonnöten sind, aber nicht für die reine Anzeigenerstattung.

Wenn ich Kenntnis von etwas erhalte, das schon länger zurückliegt, sollte ich auch dann zu Ihnen kommen, auch wenn ich nicht weiß, ob das jetzt noch eine Rolle spielt?

Ja, also eine Anzeige ist immer möglich. Es gibt Verjährungsfristen im Strafgesetz, wobei diese Fristen nicht von der Polizei zu prüfen sind, sondern nachher von der Staatsanwaltschaft. Wir nehmen alles auf und geben das an die Staatsanwaltschaft weiter. Je nach Schwere der Tat beginnt diese Verjährungsfrist erst nach Beendigung der Tat. Also wenn es Taten sind, die noch andauern, gerade bei Misshandlung von Schutzbefohlenen oder sexuellem Missbrauch, das dauert ja meistens länger an, dann würde diese Verjährungsfrist noch gar nicht starten. Bei solch schweren (Sexual-)Straftaten beginnt diese Frist erst ab der Vollendung des 30. Lebensjahrs des Opfers. Das war früher mal ab dem 18. Lebensjahr, dann hat man es auf das 21. Lebensjahr hochgesetzt und mittlerweile ist man beim 30. Lebensjahr.

Dann ist die konkrete Dauer der Frist abhängig davon, welche Sexualstraftat vorliegt?

Genau, das geht dann von 5 Jahren bis zu 20 Jahren. Das Einzige, was gar nicht verjährt, ist Mord. Bei Sexualstraftaten gibt es je nach Schwere der Tat eine unterschiedliche Verjährungsfrist.

Wenn ich eine Anzeige erstattet habe, wie wird es dann für mich weitergehen?

Es ist dabei egal, ob Sie selber betroffen sind oder ggf. »nur« Zeuge; es würde so sein, dass in jedem Fall ein Verfahren eingeleitet würde und dann würden verschiedene Maßnahmen getroffen werden, wie Vernehmung, Spurensuche, Durchsuchungen, Auswertung von Datenträgern. Im Anschluss an diese Erstmaßnahmen gibt es meist eine Kontaktaufnahme mit der zuständigen Staatsanwaltschaft, die dann schon mal eine Beurteilung abgibt, vielleicht noch Ermittlungsaufträge an den ermittelnden Beamten oder die ermittelnde Beamtin gibt. In diesem Zeitraum gibt es auch meistens schon eine Kontaktaufnahme zu Einrichtungen wie Jugendamt oder psychosoziale Prozessbegleitung oder zu einem Kinderschutzzentrum. Das läuft meistens parallel.

Wenn wir an Kinder im Ermittlungsverfahren denken, wie würden Sie sagen sieht kindgerechte Ermittlungsarbeit bei der Polizei aus?

Wir gucken natürlich, was für ein Kind wir haben, mit welchem Entwicklungsstand, und berücksichtigen natürlich auch den Sprachschatz dieses Kindes, versuchen uns auf dieser Ebene mit dem Kind zu unterhalten. Wir gucken nach individuellen Bedürfnissen, viel Ruhe, viel Spielen, wenn man mit ihnen spricht. Und wir versuchen auch eine kindgerechte Umgebung zu schaffen, wie z. B. spezielle Vernehmungsräume mit Spielsachen, mit Malsachen und in Flensburg sogar mit dem Childhood-Haus, das wir auch nutzen können als Polizei, um mit Kindern und Jugendlichen Gespräche zu führen.

Das klingt, als würde das Ihre Arbeit ganz schön verkomplizieren.

Ja, wobei je mehr ich auf die Bedürfnisse eingehe, desto besser ist das Ergebnis in den Ermittlungen. Wenn ich das von Anfang an nicht berücksichtige, dann sind auch meine Ergebnisse nicht gut. Somit machen wir das immer nicht nur bei Opfern, sondern auch bei sensiblen Zeugen. Wir wollen natürlich versuchen, mit diesen auf gleiche Ebene zu kommen und einen vernünftigen Rahmen zu schaffen, nicht noch mehr zu schaden, sondern Vertrauen zu erwecken.

Was sind sensible Zeugen?

Sensible Zeugen sind über das Kindliche hinaus gerade Opfer von Gewalttaten, häuslicher Gewalt, Sexualstraftaten. Das sind sensible Zeugen für uns.

Wie sieht die kindgerechte oder vielleicht auch traumasensible Ermittlungsarbeit bei Ihnen konkret aus?

Wir versuchen eine kindgerechte Vernehmung zu machen, mit vernünftigen Räumlichkeiten, die nicht so steril sind, wo die Kinder sich wohlfühlen. Bei der Kennlernphase versuchen wir durch Spielen oder Malen das Vertrauen zu erwecken, damit die Kinder sich wohlfühlen bei uns. Zudem streben wir bei Kindern in diesem Deliktsbereich sowohl polizeiliche als auch richterliche audiovisuelle Videovernehmung an, um im besten Fall und sofern die rechtlichen Voraussetzungen es zulassen, eine Aussage vor Gericht ersparen zu können. Sofern die rechtlichen Voraussetzungen gegeben sind, kann dann eine ersetzende Einführung der audiovisuellen richterlichen Vernehmung im Rahmen der gerichtlichen Hauptverhandlung erfolgen. Eine ergänzende Vernehmung des Kindes in der Hauptverhandlung kann dabei jedoch nicht grundsätzlich ausgeschlossen werden.

Sie haben gesagt, Sie versuchen sogar teilweise die zweite Vernehmung zu verhindern. Gelingt das?

Es gelingt dann, wenn insbesondere die vorhandene Beweislage es zulässt und die rechtlichen Voraussetzungen für die Durchführung einer richterlichen audiovisuellen Vernehmung vorliegen. Dass unmittelbar und vor allem nur eine einzige audiovisuelle Vernehmung durchgeführt wird, ist jedoch – insbesondere aufgrund der meist schwierigen Beweislage und unter Berücksichtigung, dass häufig auch die inhaltliche Konstanz zur Glaubhaftigkeitsbegutachtung einer Aussage relevant ist – eine seltene Ausnahme.

Bestimmte Rahmenbedingungen müssen ja gegeben sein, damit eine zweite richterliche Vernehmung eventuell gar nicht sein muss. Unter bestimmten Umständen gelingt es diese Bedingungen zu schaffen?

Das wird versucht. Und diese richterlichen Vernehmungen auch nicht nur bei Kindern, sondern auch bei sensiblen Zeugen. Aber das ist abhängig von der Schwere der Tat und von den Umständen und davon, ob die Gerichte und Staatsanwaltschaften das auch so sehen.

Es findet sich in den verschiedenen Leitfäden, die ich gesehen und gelesen habe, immer wieder die Bezeichnung »besondere Schutzbedürftigkeit«. Können Sie den Begriff näher erläutern?

Also für mich aus polizeilicher Sicht ist das jemand, der nicht selbst in der Lage ist, sich zu schützen oder für sich Sorge zu tragen. Das kann einmal ein Kind sein, das können geistig beeinträchtigte Personen sein oder auch durch die Tat völlig überlastete Personen. Hier können wir etwas beitragen, um ihre Lage nicht noch zu verschlimmern.

Welche konkreten Handlungsempfehlungen oder Richtlinien leiten sich für die ermittelnden Behörden aus dieser besonderen Schutzbedürftigkeit konkret ab?

Also wir müssen natürlich diese Schutzbedürftigkeit erstmal erkennen können. Das ist bei Kindern natürlich einfacher, weil es Kinder sind. Bei sensiblen Zeugen muss man natürlich gucken, mit wem habe ich es zu tun, in welcher Lage oder in welcher Situation ist die Person. Man muss selbst natürlich wissen, was für Hilfeeinrichtungen es gibt. Man muss den Kontakt kennen, damit man schnellstmöglich für Betroffene vermitteln kann. Man muss immer gucken, dass man dem Alter eine gerechte Sachbearbeitung anbietet. Bei Kindern ist wichtig, dass sie verstehen, was wir machen und warum; bei sensiblen Zeugen eben auch, da ist es nicht das Kindliche, was wir herauskristallisieren müssen, sondern die Lage, in der sie sich befinden, und wir haben auch diesen Praxisleitfaden zur Anwendung kindgerechter Kriterien für das Strafverfahren, in den wir auch reingucken und schauen, was wir machen können, um eben eine kindgerechte Strafverfolgung anzubieten.

Sie sagen, man muss die Schutzbedürftigkeit erkennen. Bei Kindern ist es relativ einfach, weil man es vom Alter ableiten kann. Das bedeutet aber bei anderen Personen, dass man das manchmal nicht so leicht erkennt. Gibt es da spezielle Fortbildungen oder Trainings für Polizeibeamt:innen, dass Sie dazu in der Lage sind?

Wir haben Fortbildungsangebote, gerade für Sexualsachbearbeiter, bei denen wir auch auf die einzelnen Erscheinungsformen von Trauma bzw. von Erkrankungen eingehen. Da haben wir auch externe Referenten, die wir immer wieder einladen, wodurch man zumindest eine Idee bekommt, woran man erkennen kann, dass diese Person sich jetzt selbst vielleicht gar nicht so umsorgen kann, sondern vielleicht Hilfe von außen braucht.

Wenn Betroffene Anzeige erstatten wegen eines Gewalt- oder Sexualdelikts, dann ist die Sorge, die gegenüber Menschen in meinem Berufsstand oft geäußert wird, dass die beschuldigte Person durch die Akteneinsicht z. B. die Adresse erfährt und das macht oft Angst. Ist diese Sorge berechtigt oder ist das eigentlich ein Mythos?

Also die Sorge ist schon nachvollziehbar, denn jeder Rechtsanwalt eines Beschuldigten hat die Möglichkeit, Akteneinsicht zu beantragen und grundsätzlich stehen die Adressdaten von Geschädigten mit drin. Es gibt die Möglichkeit, bei der Staatsanwaltschaft einen Antrag auf Vertraulichkeit zu stellen, wobei das immer auch abhängig ist von der Schwere der Tat und der zu erwartenden Repression von Beschuldigten in Richtung der Geschädigten. Das ist eine Entscheidung, die nicht wir treffen können, die trifft die Staatsanwaltschaft. Nicht nur der Rechtsanwalt hat grundsätzlich die Möglichkeit, Akteneinsicht zu beantragen, sondern eigentlich hat auch jeder Beschuldigte das Recht, bei der Staatsanwaltschaft einen Antrag zu stellen, bestimmte Aktenanteile einsehen zu dürfen. Ob dem dann stattgegeben wird, das ist ja nochmal eine andere Frage. Aber grundsätzlich wäre die Möglichkeit da. Deshalb ist diese Sorge auch nachvollziehbar. In der Regel gibt es in den Verfahren kaum Fälle, bei denen es tatsächlich eine Kontaktaufnahme oder Beeinflussung durch die Beschuldigten in Richtung der Geschädigten gegeben hat. Denn die Geschädigten haben immer die Möglichkeit, sofort über den Notruf dieses anzuzeigen. Und das macht die Situation für die Beschuldigten wieder schlimmer wegen Beeinflussung der Zeugen. Man könnte natürlich auch darüber nachdenken, die Geschädigten und Opfer in einer sicheren Einrichtung unterzubringen, in einem Frauenhaus oder irgendwo anders. Wir gehen auch aktiv auf die Beschuldigten zu und halten Gefährderansprachen, also erklären den Beschuldigten, was es mit dem Verfahren macht, wenn man die Geschädigten und Zeugen negativ beeinflussen würde. Ein Annäherungsverbot ist eine weitere Möglichkeit das zu verhindern, aber die Sorge kann ich nachvollziehen.

Jetzt würde ich gerne mehr über die Ermittlungen und die Art, wie Sie arbeiten, erfahren. Wie läuft eine Befragung bei Ihnen ab? Würden Sie das mal konkret beschreiben?

Also es ist so, dass, wenn eine Anzeige erstattet wurde, erstmal geguckt wird, wer örtlich zuständig ist, welche Polizeidienststelle, denn ich kann ja grundsätzlich überall die Anzeige erstatten. Wenn der zuständige Sachbearbeiter die Anzeige bekommen hat, dann gibt es meistens eine telefonische Terminabsprache, damit man auch da schon mal den ersten Kontakt hat. Also in den seltensten Fällen schreiben wir Geschädigte in solchen Verfahren an. Meistens wird angerufen und dann wird zum Termin ein extra hergerichteter Vernehmungsraum genutzt für sensible Zeugen. In Flensburg, wie gesagt, besteht die Möglichkeit das Childhood-Haus zu nutzen. Das heißt, die Räume sind hell, mit Spielzeug, mit Malsachen, mit Gardinen, mit Pflanzen, also nicht so steril wie so ein Büro sonst ist. Wir arbeiten mit zwei Sachbearbeitern, weiblich oder männlich, je nachdem wie es gerade passt (nicht nur wer da ist, sondern wie es für die Geschädigten passt) und der eine Sachbearbeiter ist der befragende Teil und der andere sitzt in einem nebengeordneten Technikraum und guckt diese Aufzeichnung mit an, um eben hinterher auch nochmal Fragen stellen zu können, wenn irgendwas vergessen wurde. Grundsätzlich ist es bei Minderjährigen so, dass die gesetzlichen Vertreter ein Anwesenheitsrecht haben, wobei wir immer gerne ohne sie die Gespräche führen, weil es oft beeinflusst und suggestive Antworten provoziert, wenn die Eltern dabeisitzen.

Können Sie ein Beispiel geben?

Wenn man dem Kind eine Frage stellt und das Kind nicht so richtig antworten will und von der Seite die Mutter z. B. sagt, »Du weißt das doch« und »Sag doch, wer es war«. Dann ist das ein Druck auf die Kinder, weil sie natürlich ihren Erziehungsberechtigten gegenüber Erwartungen erfüllen wollen, aber das ist gar nicht notwendig, weil eigentlich ist eine freie Aussage immer besser als unter Druck erzeugte, und deshalb finden wir es besser, wenn die gesetzlichen Vertreter draußen warten, in den Pausen für die Geschädigten da sein können und wir die Gespräche allein führen.

Es gibt immer Ausnahmen. Wir hatten autistische Kinder, bei denen wir die Erziehungsberechtigten brauchten, weil wir das Kind nicht verstanden haben, aber die Eltern oder Erziehungsberechtigten uns in dem Fall sagen konnten, was das Kind meint. Pausen machen wir grundsätzlich so viele, wie nötig sind. Wenn wir merken, dass die Konzentration nachlässt bei Kindern, dann gehen wir noch mal spielen oder was malen oder bei erwachsenen Opferzeugen machen wir eine Raucherpause, eine Toilettenpause. Es ist alles möglich. Wir können auch Folgetermine machen, dass man sagt, »Okay, für heute reicht's, wir hören erstmal auf, wir treffen uns vielleicht in zwei Tagen noch mal«. Manchmal sind sogar Folgetermine notwendig, weil sich aus den Ermittlungen noch Fragen ergeben, die man dann noch mal klären müsste.

Sie haben es schon erwähnt, Sie haben die Videovernehmung. Das ist ja nicht in ganz Deutschland der Fall. Tatsächlich ist Norddeutschland, wenn ich mich richtig informiert habe, Vorreiter, gerade Schleswig-Holstein. Machen Sie das regulär oder nur in bestimmten Fällen?

Wir haben es uns zur Auflage gemacht, bei Sexualdelikten grundsätzlich eine Videovernehmung zu machen. Bei vergleichsweise niedrigschwelligen Delikten wie einer sexuellen Belästigung erfolgt jedoch in der Regel eine Rücksprache mit der Staatsanwaltschaft und sodann eine Entscheidung im Einzelfall. Zudem kann man in diesem Deliktsbereich zwischen »Hands-on«- und »Hands-off«-Delikten unterscheiden. Bei den Hands-off-Delikten verzichten wir auch mal darauf. Aber grundsätzlich ist es bei Sexualdelikten immer der Fall und auch dann, wenn die Situation es erfordert, wenn wir kindlichen Zeugen haben in einer Gewaltstraftat, auch dann würden wir immer eine audiovisuelle Vernehmung machen für das Kind.

Was passiert, wenn eine betroffene Person nach der Aussage dann die Anzeige zurückzieht?

Eine Anzeige zurückziehen kann man nicht. Wenn eine Anzeige erstattet wurde, ist die Polizei im Legalitätsprinzip. Das heißt, wir müssen dem nachgehen. Man kann aber durch Rücknahme des Strafantrags deutlich machen, dass man an einer Verfolgung nicht interessiert ist. Dann würde das wieder über die Staatsanwaltschaft gehen und die würden tatsächlich im Zweifelsfall das Verfahren einstellen. Was nicht geht ist, dass man sich heute überlegt, ich möchte den Strafantrag zurückziehen und morgen sagt, ich möchte ihn doch wieder stellen. Ein einmal zurückgezogener Strafantrag bedeutet i. d. R. auch, dass man das nicht wieder ändern kann.

Sie sagen, »unter Umständen« stellt die Staatsanwaltschaft das Verfahren ein. Das tut die Staatsanwaltschaft wahrscheinlich nicht grundsätzlich?

Einstellen kann die Staatsanwaltschaft bei Antragsdelikten. Das sind die Straftaten, bei denen ein Strafantrag erforderlich ist, bei denen also der Geschädigte willentlich ausdrücken muss, dass er an einer Strafverfolgung interessiert ist. Es gibt aber auch Delikte, die diesen Strafantrag nicht benötigen. Da kann man so oft sagen, dass man das nicht will, wie man möchte. Dann wird trotzdem weiter ermittelt.

Sexualstraftaten sind in der Regel Delikte, für die es keinen Strafantrag von Geschädigten braucht?

Ja, das sind Delikte, die verfolgt werden müssen.

Wenn jemand eine Sexualstraftat anzeigt und später aus Angst erklärt, doch kein Interesse an einem Strafantrag zu haben, welche Nachteile ergäben sich für die geschädigte Person daraus?

Eigentlich gibt es keine Nachteile. Sie bleibt aber Zeugin und Zeugen haben bei uns in Deutschland die Pflicht, mindestens vor Gericht eine Aussage zu tätigen, mit Ausnahme, wenn man sich selbst belasten würde. Dennoch ist zu berücksichtigen, dass sich in diesem Deliktsbereich häufig Aussagen widerstreitend gegenüberstehen, ohne dass weitere Beweismittel vorhanden sind. Würde in einem solchen Fall, in welchem es um sensible Zeugen geht, der Zeuge das einzige Beweismittel darstellen und ggf. aufgrund der psychischen Situation nicht in der Lage sein, weitere Aussagen zu tätigen, würde das Verfahren im Zweifel eingestellt werden oder ein Freispruch erfolgen. Es gelingt in diesem Bereich regelmäßig nicht eine belastbare Aussage(-bereitschaft) durch »Zwang« zu erzeugen.

Wenn Sie die Anzeige einer Person und auch die Aussage aufgenommen haben, wie geht es dann weiter?

Man würde die Aussage auswerten und gucken, ob es noch weitere Ermittlungsansätze gibt. Diese würde man natürlich erst noch erfüllen und nach Abschluss der Ermittlungen würde dann eine Abgabe an die Staatsanwaltschaft erfolgen. Die Staatsanwaltschaft würde gegebenenfalls zu einer Entscheidung kommen und Anklage beim zuständigen Gericht erheben und somit würde dann das Verfahren in das Gerichtsverfahren gehen.

Sind Sie verpflichtet, auch an andere Stellen zu melden, wenn Sie von derartigen Dingen erfahren?

Wenn es um Kindeswohlgefährdung geht, dann geht automatisch von uns immer eine Meldung ans zuständige Jugendamt und bei Eigen- und Fremdgefährdung an sozialpsychiatrische Dienste. Das ist aber eine »Kann-Regelung«. Die Meldung ans Jugendamt bei Kindeswohlgefährdung wird immer gemacht.

Ein Gedanke, der in der traumainformierten Versorgung auftaucht, ist die Diversität im Kollegium. Wie divers sind Sie bei der Polizei inzwischen?

Wir haben besonders auf den Dienststellen, die im Bereich der Sexualstraftaten und Kinderpornografie arbeiten, schon eine gute Mischung aus jungen und älteren Kollegen, sowohl männlich als auch weiblich, sodass wir gucken können, wenn es mal gar nicht passt, und wir merken, dass die Chemie zwischen dem eigentlichen Sachbearbeiter und dem Opfer oder der Zeugin nicht passt, dann können wir da auch nochmal wechseln und sagen, wir nehmen mal eine weibliche Sachbearbeiterin, vielleicht ein bisschen jünger oder vielleicht auch mal einen männlichen Sachbearbeiter, ein bisschen älter. Da können wir wechseln. Mittlerweile, durch die doch breit gefächerten Einstellungsmodalitäten, haben wir auch Sachbearbeiter mit Migrationshintergrund, sodass wir, wenn möglich, auch da noch reagieren können. Wir nehmen mal jemanden, der vielleicht einen ähnlichen kulturellen Hintergrund hat, wie die Geschädigte.

Ich hatte vorhin schon nach Fortbildungsangeboten gefragt in Bezug auf die Beurteilung von Schutzbedürftigkeit. Wie sieht das aus in dem Bereich Gender- und Kultursensibilität?

Wir haben im Land LGBTIQ-Beauftragte, die sich unter anderem auch initiativ, also von sich aus, auf den Dienststellen vorstellen, Hilfeangebote machen und mittlerweile in fast allen Lehrgängen einen Anteil haben. Und wir haben in der Aus- und Fortbildung Unterrichtseinheiten zu interkultureller Kompetenz und interkultureller Kommunikation, sodass wir auch da lernen, was das eigentlich bedeutet, wenn Menschen aus anderen Herkunftsländern mir auf eine bestimmte Art entgegentreten. Wie kann ich das werten oder wie kann ich dem auch entgegentreten? Also das wird immer mehr gemacht.

Was würden Sie sagen, dass diese Angebote angenommen werden?

Gerade in Richtung LGBTIQ ist ganz viel Bedarf, auch ganz viel Unwissenheit gewesen, und seitdem wir den Kollegen dabeihaben, der auch die Lehrgänge und die Ausbildung begleitet, ist da doch viel mehr Sicherheit bei den Kollegen. Die Fort- und Ausbildung zu interkultureller Kompetenz ist auch etwas, das die Auszubildenden gerne machen.

Jetzt frage ich nochmal nach den älteren Kolleg:innen: Fragen die sich manchmal auch, was denn jetzt diese neue Mode soll?

Ja, es ist tatsächlich so, dass manchmal gesagt wird, »Früher haben wir das auch nicht gemacht«, aber im Laufe der letzten Jahre haben auch die, glaube ich, bemerkt, dass es wichtig ist, weil sich dieser Bereich ändert, weil es eben immer mehr wird.

Wenn wir daran denken, wie Sie oder wie die Polizei im Alltag arbeitet und was Sie für Situationen erleben, da kommen Sie nicht nur mit traumatisierten Menschen in Kontakt, wenn die gerade bei Ihnen stehen und eine Anzeige erstatten wollen, sondern auch in ganz anderen Situationen, vielleicht in aufgeregten Ausnahmesituationen. Was würden Sie sagen, wie gut ist die Polizei, sind Kolleg:innen bei Ihnen aufgestellt im Umgang mit diesen, manchmal, herausfordernden Verhaltensweisen?

Ich glaube, es ist immer Luft nach oben, aber wir haben schon im Studium, gerade bei dem gehobenen Dienst angefangen, im Bereich der Psychologieblöcke über Traumafolgen zu sprechen und wir haben in einigen Lehrgängen, wie z. B. bei den Sexualsachbearbeitern, immer wieder den Blick auf Trauma und Folgen bei Geschädigten, z. B. »Wie gehe ich damit um, wenn plötzlich jemand vor mir steht und schreit und ich weiß gar nicht, was ich machen soll?«. Das haben wir schon. Wir hatten immer mal Sonderlehrveranstaltungen zu diesem Thema in den vergangenen Jahren. Also der Bedarf ist da und auch das Interesse. Es kann mehr werden, aber wir haben angefangen.

Wenn wir auf Sie als Ermittlungsbehörde gucken und auf die Mitarbeitenden: In den Bereichen, in denen Sie tätig sind, sind Sie wahrscheinlich fast täglich Situationen ausgesetzt, die für Sie selbst potenziell traumatisch sein können und wenn es das nicht ist, dann müssen Sie sich viel anhören, was dann auch die Gefahr einer Sekundärtraumatisierung birgt. Gibt es Hilfsangebote für Sie als Polizei?

Wir haben gerade für die Kollegen und Kolleginnen, die im Bereich der Sexualsachbearbeitung, Kinderpornografie, Gewalttaten tätig sind, eine Supervision in den einzelnen Polizeidirektionen im Angebot. Wir haben externe Supervisoren, unter anderem vom UKSH (Universitätsklinikum Schleswig-Holstein). Da können die Kollegen alle zwei Monate teilnehmen. Da werden solche Sachen aufgearbeitet und besprochen. Wir haben in der Polizei ausgebildete Kolleginnen und Kollegen als Betreuer nach belastenden Einsätzen. Da kann man sich auch Hilfe holen als Gruppe oder auch einzeln. Wir haben bei uns den landespsychologischen Dienst mit ausgebildeten Psychologen, die auch dafür da sind, zu gucken, dass es uns als Polizeibeamten im Einsatz gut geht und auch, dass traumatische Erlebnisse in welcher Form auch immer aufgearbeitet werden können.

Würden Sie sagen, dass die Angebote auch ausreichend genutzt werden?

Die Supervision ja, da haben wir immer wieder auch die Frage nach mehr Plätzen. Betreuer nach belastenden Einsätzen sind situationsabhängig. Die kommen zwar auch ggf. auf einen zu, aber da muss man auch einen Schritt nach vorne gehen. Die Behörden achten im Allgemeinen sehr auf die psychische Gesundheit der Kollegen. Da wird immer mehr Augenmerk draufgelegt, auch weil junge Kollegen, die noch nicht auf Lebenszeit verbeamtet sind, natürlich mit einer Traumafolgestörung nachher nicht verbeamtet werden und man möchte eben da diesen Schritt voraus sein und das Angebot bieten. Es hat auch keine Nachteile, weil die Inhalte vertraulich behandelt werden.

Das heißt, wenn ich als junge Kollegin merke, da war ein Einsatz sehr herausfordernd und ich habe vielleicht Albträume, oder ich merke, irgendwie fühle ich mich taub und bin auch im Alltag nicht mehr emotional schwingungsfähig, dann kann ich mich dahin wenden und ich riskiere damit nicht meine Verbeamtung?

Ganz im Gegenteil. Anders wäre es, wenn man merkt, dass man psychisch nicht belastbar ist, dann kann es sogar dazu führen, dass man nicht auf Lebenszeit verbeamtet wird, wenn man sich nicht vorher Hilfe sucht.

Gegenseitige Unterstützung nach hochbelasteten Einsätzen haben Sie gerade schon angesprochen. Das sind Kolleg:innen mit einer speziellen Fortbildung?

Ja, die werden fortgebildet über den landespsychologischen Dienst und gehen in die Behörden oder in die Gruppen, in denen dieser belastende Einsatz war. Das kann bei der Einsatzhundertschaft sein, nach einer großen Ausschreitung beim Fußball, das kann beim kriminellen Dauerdienst sein oder nach einem spektakulären Tötungsdelikt. Die gehen in diese Bereiche und bieten Hilfen an und versuchen das aufzuarbeiten.

Wenn Sie heute entscheiden könnten, welche Innovation, Verbesserungen, Veränderungen Sie für Ihre Behörde gerne umsetzen würden, welche Veränderungen wären das und warum?

Wenn wir mehr Personal hätten, könnten wir die einzelnen Kollegen entlasten. Gerade auch, wenn ich nicht nur auf unsere Behörde, sondern gerade auf die Dienststellen gucke, die einen hohen Ermittlungsaufwand betreiben und die Kollegen, die wirklich am Limit arbeiten. Wir haben das Personal nicht und wir haben dann eben eine Belastung, die wir dann ausgleichen müssen, mit Mitteln wie z. B. Supervision oder Dienstsport oder was man da auch immer machen kann.

Was glauben Sie, was sind die Gründe, warum es diese Art von Veränderung bisher noch nicht geben konnte?

Das ist natürlich schwierig zu sagen und man würde sich aus dem Fenster lehnen, aber es ist meistens das Geld, was dafür nicht da ist und wenn man weiter guckt, gibt es ja vorgeschriebene Einstellungszahlen und wenn die nicht ausreichen, um mehr Personal ins Land zu bringen, dann kann man diese Bereiche nicht aufstocken.

Viele Menschen zucken ja zusammen, wenn es darum geht, mehr Geld für die Polizei auszugeben, weil viele denken, das bedeutet mehr Kontrolle, mehr Repressalien usw. Was würden Sie denen sagen?

Man sieht ja auch, dass Gewalt durch Polizeibeamte in den Medien dargestellt wird. Menschen denken vielleicht, dass es dann auch wieder mehr davon geben würde, aber ich glaube, es wäre eher so, dass diese Entlastung der einzelnen Kollegen dazu führen würde, dass alle noch bessere Arbeit leisten können.

Ja, dann vielen Dank für die besonderen Einblicke in Ihre Arbeit.

Sehr gern.

13.7 Psychosoziale Prozessbegleitung

Interview mit Susann Janzyk-Liehr

Frau Susann Janzyk-Liehr vom FRAUEN NOTRUF in Hamburg ist Diplom-Sozialpädagogin und hat langjährige Erfahrung in der Sozialpsychiatrie mit Weiterbildungen in Systemischer Traumapädagogik/Traumaberatung, EMDR (Eye Movement Desensitization and Reprocessing) und Hypnose, sowie verschiedenen Formen der Gesprächsführung und körperorientierten Methoden. Sie ist bereits seit Beginn 2017 als Psychosoziale Prozessbegleiterin beim FRAUEN NOTRUF in Hamburg tätig und bietet Unterstützung und Informationsvermittlung im Strafverfahren, jedoch keine rechtliche oder therapeutische Beratung.

In diesem Interview beschreibt Frau Janzyk-Liehr ihre Arbeit in der psychosozialen Prozessbegleitung für Betroffene von sexualisierter Gewalt. Sie erklärt, wie Betroffene Zugang zu dieser Hilfe erhalten können und welche Voraussetzungen notwendig sind. Zudem werden häufige Ängste und Mythen angesprochen, mit denen Betroffene konfrontiert sind, sowie der wichtige Aspekt der traumasensiblen Begleitung. Die Notwendigkeit einer breiteren Anerkennung und Wertschätzung der psychosozialen Fachlichkeit werden hervorgehoben, sowie der Wunsch nach mehr Diversität im Team und in der Unterstützung für Betroffene.

Sabrina Henning: Würden Sie einmal kurz erklären, was psychosoziale Prozessbegleitung ist?

Susann Janzyk-Liehr: Psychosoziale Prozessbegleitung bezeichnet man als eine besondere Form der Unterstützung und Informationsvermittlung für Betroffene im Strafverfahren. In unserem Fall von Betroffenen von sexualisierter Gewalt. Es ist keine rechtliche Beratung und ist auch keine therapeutische Begleitung, sondern es ist eine Form der psychosozialen Unterstützung, um Zeug*innen auf die Anforderungen des Strafverfahrens vorzubereiten, sie zu informieren und zu stabilisieren.

Sie haben gesagt »für sexualisierte Gewalt« – Sie sind darauf spezialisiert und machen auch nur das?

Genau, wir begleiten ausschließlich bei Verfahren bezogen auf sexualisierte Gewalt.

Und gibt es auch psychosoziale Prozessbegleitung für andere Delikte?

Ja, es handelt sich hierbei um beiordnungsfähige Delikte wie Mord und Totschlag, sexualisierte Gewalt in Kindheit und Jugend, also sogenannten »Kindesmissbrauch«, Menschenhandel, Zwangsprostitution und andere. In diesen Fällen begleiten in Hamburg dann die Kolleg*innen der Zeug*innenbetreuung.

Würden Sie bitte einmal erklären, wo die Unterschiede zwischen Zeugenbetreuung und psychosozialer Prozessbegleitung liegen?

Die Zeugenbetreuung ist ein Service des Landgerichts in Hamburg. Die Kolleg*innen begleiten dort alle Zeug*innen, also jede Person, die jemanden zur Unterstützung braucht während der Aussage vor Gericht. Alle Kolleg*innen dort haben auch eine Ausbildung zur psychosozialen Prozessbegleitung.

Was müsste jemand als betroffene Person tun, um so eine psychosoziale Prozessbegleitung zu bekommen?

Da gibt es sehr unterschiedliche Wege.
Schon bei der Kontaktaufnahme mit der Polizei sollte darüber informiert werden, dass es die Begleitung im Strafverfahren gibt. Ein anderer Weg ist die Information darüber hier aus unseren Beratungen heraus. Manchmal wird auch von Anwält*innen darüber informiert und entsprechend weiterverwiesen. Es muss dann von der betroffenen Person ein Antrag auf psychosoziale Prozessbegleitung entweder im Rahmen des Ermittlungsverfahrens beim Amtsgericht oder später zur Hauptverhandlung beim zuständigen Gericht gestellt werden.
Wenn die betroffene Person zum Tatzeitpunkt minderjährig war, hat sie einen gesetzlichen Anspruch darauf und dann werden die Kosten vom Staat übernommen. Wenn die betroffene Person zum Tatzeitpunkt volljährig war, muss sie eine »besondere Schutzbedürftigkeit« nachweisen und dann obliegt es dem Gericht, dem zuzustimmen und eine Prozessbegleitung beizuordnen, die dann ebenfalls vom Staat bezahlt wird.

Was heißt »besondere Schutzbedürftigkeit« in diesem Zusammenhang?

Das heißt, dass die betroffene Person nicht in der Lage ist, die eigenen Interessen zu vertreten. Es geht oft darum, dass sie hochgradig belastet und somit die Aussagefähigkeit gefährdet ist bzw. die betroffene Person sich aufgrund der Folgen der Tat, dem bevorstehenden Strafverfahren oder dem, was sie vielleicht auch im Laufe ihres Lebens erlebt hat, nicht in der Lage fühlt, auszusagen oder als Zeug*in zur Verfügung zu stehen, was sie aber gerne wollen würde.

Wenn ein Antrag abgelehnt wird, habe ich dann trotzdem eine Möglichkeit eine psychosoziale Prozessbegleitung zu bekommen oder ist das dann ausgeschlossen?

Am Anfang war das Instrument der psychosozialen Prozessbegleitung in Hamburg in den Gerichten kaum bekannt und es brauchte z. T. viel Informationsvermittlung an den Gerichten, was es beinhaltet und wie es finanziert wird.

Das verändert sich langsam. Trotzdem ist es für viele Betroffene eine Herausforderung, im Antrag darzustellen, warum sie denken, dass sie eine Begleitung brauchen, auch vor dem Hintergrund, dass ihre Ausführungen dazu in die Akte kommen.

Sollte es zu einer Ablehnung kommen, gibt es noch die Möglichkeit von einer Vertrauensperson begleitet zu werden, mit einer anderen rechtlichen Stellung (§ 406f Abs. 2 StPO) im Strafverfahren als der der psychosozialen Prozessbegleitung.

Es gibt aber natürlich auch die Möglichkeit, die psychosoziale Prozessbegleitung selbst zu finanzieren, wenn man das möchte.
Das habe ich aber noch nicht erlebt.

Sie haben gerade gesagt »Vorverfahren, Hauptverfahren, Nachverfahren«. In welchem Zeitraum findet Ihre Arbeit statt?

Bei uns ist es ganz oft so, dass die Betroffenen aus der Beratung heraus entscheiden, psychosoziale Prozessbegleitung in Anspruch nehmen zu wollen.

Es ist immer wieder Thema in den Beratungen, ob sie Anzeige erstatten möchten oder nicht. Und wir vermitteln Informationen dazu, wie ein Strafverfahren abläuft. Wir machen keine Rechtsberatung, sondern wir informieren die Betroffenen, was möglicherweise auf sie zukommt, damit sie entscheiden können, ob sie Anzeige erstatten möchten oder nicht. Von der Anzeigenerstattung bis zum Abschluss des Verfahrens kann es mehrere Jahre dauern. Über diesen Zeitraum begleiten wir die Zeug*innen und sind mit ihnen im Kontakt. Dieser Kontakt ist sehr individuell und auf die Bedürfnisse der betroffenen Person angepasst.

Wie sieht diese Unterstützung inhaltlich aus?

Wenn Betroffene sich für die psychosoziale Prozessbegleitung interessieren, haben sie ja in der Regel schon eine Tendenz, dass sie anzeigen möchten oder vielleicht auch schon angezeigt haben.
Und dann erkläre ich den betroffenen Personen, wie der Ablauf des Strafverfahrens ist. Informiere darüber, wie Anzeigenerstattung möglich ist, was auf sie zukommen wird, was meine Aufgabe ist im Rahmen dieser psychosozialen Prozessbegleitung und dass ich kein Zeugnisverweigerungsrecht habe. Ich vermittle gegebenenfalls zu Anwält*innen. Und es geht viel um die Ängste und Unsicherheiten der Betroffenen. Es geht darum, die Zeug*in zu stabilisieren, größtmögliche Sicherheit zu schaffen und zu erklären, was kommt auf die Person zu und welche Form der Unterstützung von mir wünscht sie sich eigentlich? Das ist ja sehr individuell. Jede Person braucht etwas anderes.

Sie haben gerade gesagt, es bestehen oft viele Ängste.
Gibt es etwas, was Ihnen immer wieder begegnet, ein Mythos oder vielleicht auch mehrere?

Also es geht nicht selten darum, dass Betroffene Angst haben, dass man ihnen nicht glaubt. Das ist, glaube ich, ein Satz, den ich sehr, sehr oft höre. Es gibt immer wieder Angst vor der Reaktion des Beschuldigten, Angst vor der Reaktion des Umfeldes und vor Bewertung der Prozessbeteiligten. Es gibt schon viele Mythen und Vorurteile, in diesem Zusammenhang, wie z. B. die Vorstellungen über eine

»typische« betroffene Person, über einen »typischen« Täter und über einen »typischen« sexuellen Übergriff. Betroffene haben aufgrund dessen oft Angst, dass man ihnen nicht glaubt, dass es so hinterfragt wird, dass sie das Gefühl haben, sie seien die Beschuldigten. Noch mehr besonders wenn es vulnerable Gruppen sind, wie z. B. trans*, inter*, nicht-binäre Personen, Menschen mit Behinderung, geflüchtete Personen, Personen mit psychischen Erkrankungen oder Drogengeschichte. Da gibt es Ängste, dass die Mythen und Vorurteile eben auch in Polizei und Justiz vertreten sind und dass das dann zur Bewertung der Aussage und der Tat beitragen könnte.

Können Sie diese Befürchtungen abschwächen?

Sagen wir mal so, wir tragen ja alle Mythen und Vorurteile in uns. Wir sind ja alle so aufgewachsen und sozialisiert. Ich kann nicht für andere sprechen und ich kann den Betroffenen die Angst nicht nehmen, weil ich nicht weiß, ob es so sein wird. Es geht eher darum zu wissen, dass es passieren kann, die Ängste ernst zu nehmen, sie den Betroffenen nicht abzusprechen und gleichzeitig zu bedenken zu geben, dass es nicht so kommen muss und nochmal über die Rollen bzw. Aufgaben aller Beteiligten aufzuklären. Ich glaube, das ist sehr wichtig.

Würden Sie sagen, Sie haben auch therapeutische Anteile in Ihrer Arbeit und wenn ja, welche?

Würde ich im Rahmen der Psychosozialen Prozessbegleitung so nicht sagen. Therapeutisch würde ich das nicht nennen, auch wenn ein Teil der Unterstützung die psychische Stabilisierung der Zeug*innnen beinhaltet. Das ist schon eher Informationsvermittlung. Ich finde, es ist traumasensible Begleitung. Wenn wir darüber sprechen, was in den Vernehmungen bei der Polizei passieren kann, sage ich Betroffenen ganz klar, dass sie sehr detailliert beschreiben müssen, was ihnen passiert ist. Das ist natürlich auch wichtig, weil Vermeidung und Scham sehr oft Folgen von sexualisierter Gewalt sind und es Betroffenen schwer macht über das Erlebte zu sprechen. Deswegen finde ich, Zeug*innen müssen so viele Informationen wie möglich haben, um sich bestmöglich vorbereitet zu fühlen auf so eine Situation.

Wenn Sie sagen, Sie bereiten Betroffene darauf vor, dass sie alles so detailliert beschreiben müssen, sprechen Sie mit ihnen auch über die angezeigte Tat?

Nein, das mache ich nicht. Das Einzige, was ich meistens weiß, ist, was angezeigt ist, weil es in der Ladung steht. Über die Taten sprechen wir nicht. Es gibt natürlich Betroffene, die hohen Gesprächsbedarf haben und denen es wichtig ist, darüber zu reden. Da haben wir hier das Glück, dass ich Kolleg*innen habe, mit denen sie das dann in der Beratung tun können. Sie können einen Beratungstermin bei einer meiner Kolleginnen so zeitnah wie möglich bekommen, um dann über das Erlebte sprechen zu können. Ich höre Tatinhalte meistens das erste Mal in der polizeilichen Vernehmung oder eben im Gericht.

Sie haben gesagt, das ist rechtlich festgelegt. Gibt es einen Grund dafür?

Im Gesetz steht, dass die Prozessbegleitung nicht zur Beeinflussung der Zeug*in oder Beeinträchtigung der Zeug*innenaussage führen darf. Im Gesetzestext ist es unserer Ansicht nach schwierig formuliert. Wir würden uns wünschen, dass sich dort so etwas findet wie: »Es soll kein Einfluss auf die Inhalte der Aussage genommen werden«, weil natürlich beeinflussen wir die Zeug*in, indem wir sie stabilisieren, indem wir dafür sorgen, dass sie gut durch den Tag kommt. Wir nehmen also durchaus Einfluss auf die Zeug*in, indem wir die Person durch Stabilisieren und Informieren »aussagetüchtig« machen, was ja auch gewollt ist. Natürlich sagen wir der Zeug*in nicht, was sie aussagen soll, und ich kenne keine Kolleg*in, die das tun würde. Es geht für uns nur darum, dass Betroffene den Tag bzw. ihre Aussage gut überstehen. Es sind nicht selten auch mehrere Tage, an denen sie aussagen müssen. Es ist mir wichtig zu betonen, dass wir natürlich Einfluss nehmen, aber nur im Rahmen dessen, was unsere Aufgabe ist und nicht auf die Inhalte der Aussage.

Unterliegen Sie der Schweigepflicht? Gibt es Fälle, in denen Sie einer bestimmten, am Verfahren beteiligten Person gegenüber, nicht der Schweigepflicht unterliegen?

Ich unterliege der Schweigepflicht als psychosoziale Prozessbegleiterin und auch in meiner Position als Beraterin. Ich habe aber kein Zeugnisverweigerungsrecht. Also wenn man mich als Zeugin befragen wollen würde, müsste ich vor Gericht aussagen.

Wenn Sie geladen werden würden, dann müssten Sie alles, was Sie wissen, wahrheitsgemäß aussagen?

Genau.
Aus diesem Grund informiere ich Zeug*innen, die ich begleite, immer im Erstgespräch über das fehlende Zeugnisverweigerungsrecht. Dass ich, wenn ich befragt werden würde, nicht mehr an ihrer Seite sein könnte.

Das heißt, Sie sind dann im Prozess auch immer mit im Gerichtssaal dabei und das dürften Sie nicht, wenn Sie Zeugin wären?

Ja, das wäre die Schwierigkeit.

Sie haben schon ein bisschen über die Befürchtungen gesprochen, die viele Betroffene haben. Wie ist das dann bei Ihnen persönlich? Fühlen Sie sich sicher in Ihrer Tätigkeit als psychosoziale Prozessbegleiterin, wenn Sie vor Gericht sind? Sie kommen dort in den Kontakt mit Beschuldigten, mit

Angeklagten. Die werden sehen, dass Sie im Kontakt sind mit der Person, die die Tat angezeigt hat. Fühlen Sie sich grundsätzlich ausreichend geschützt, auch als Fachperson?

Ja, ich hatte noch keine Situation, in der ich mich nicht sicher gefühlt habe, ich weiß natürlich nicht, wie das in Zukunft sein wird.
Und ich weiß im Moment nicht, was ich mir da für einen Schutz wünschen würde. Aber derzeit fühle ich mich sicher, weil ich glaube, im Gericht oder bei der Polizei zu sein, ist für mich ein äußerlich sicherer Ort. Sicherheit hat dann für mich eher was damit zu tun, was ich vor Ort höre und was ich sehe und erlebe. Um die innere Sicherheit geht es mehr in meinen Augen als um die äußere.

Dazu würde ich jetzt gern kommen. Wie geht Ihnen als Fachpersonen dabei? Wie traumainformiert ist das System, in dem Sie arbeiten und wie sicher fühlen Sie sich emotional und mental?

Ich finde, die psychosoziale Prozessbegleitung unterscheidet sich schon sehr von meiner beraterischen Tätigkeit hier im FRAUEN NOTRUF. Das macht für mich einen großen Unterschied, weil ich dann doch an einem Ort bin, der nicht meiner ist, wo ich auch nur Gast bin, mit vielen Menschen, die ich nicht kenne. Es ist für mich, genauso wie für Zeug*innen, insofern kein sicherer Ort, als auch ich nicht weiß, was auf mich zukommen wird. Ich höre Tatdetails, die ich sonst in der Beratung so detailliert nicht höre. Ich erlebe hochbelastete Zeug*innen, die versuchen, den an sie gestellten Anforderungen gerecht zu werden. Es ist schon eine andere Herausforderung, dort direkt mit den Emotionen und der detaillierten Schilderung von Gewalt konfrontiert zu werden. Mir hilft es da sehr, mich auf die Zeug:innen und meine Rolle zu konzentrieren. Gleichzeitig ist es sehr hilfreich, ein Netz von Kolleginnen zu haben und hier gut aufgestellt zu sein, mit ausreichend Austausch. Ich fühle mich hier diesbezüglich schon sehr gut aufgehoben. Das sind alles nicht nur traumainformierte Personen, es sind alles traumasensible Personen, was bei Gericht oder der Polizei oft nicht der Fall ist. Dadurch ist es schon auch ein großer Rückhalt, hier nach der Begleitung in die Beratungsstelle zu kommen und sich über das Erlebte auszutauschen zu können.

Gibt es andere psychosoziale Prozessbegleitende, die so ein Netzwerk nicht zur Verfügung haben?

Als die Psychosoziale Prozessbegleitung 2017 installiert wurde, war es so gedacht, dass man das größtenteils in Selbstständigkeit tut. Es gibt Berichte aus der Praxis und auch einen Bericht des Bundesjustizministeriums an den nationalen Normenkontrollrat von 2021 zur Psychosozialen Prozessbegleitung, die zeigen, dass das mit der Selbstständigkeit relativ schwierig ist. Es ist finanziell nicht machbar und zeitlich kaum planbar, aber auch der Austausch, Supervision, um die Qualität zu sichern und selbst gesund zu bleiben, scheinen in der Selbständigkeit schwer umsetzbar. In Hamburg ist es eigentlich schon immer hier in der Beratungsstelle mit angesiedelt und bei der Zeugenbetreuung am Landgericht. Das ist schon eine Besonderheit. Es gibt nur eine Selbstständige hier in Hamburg, andere haben bereits aufgegeben. Auch aus anderen Bundesländern gibt es die Rückmeldungen, dass schon viele Selbstständige aufgehört haben, größtenteils aus den vorher genannten Gründen.

Im Rahmen der psychosozialen Prozessbegleitung, mal losgelöst vom FRAUEN NOTRUF, haben Sie das Gefühl, dass Ihnen ausreichend Ressourcen bereitgestellt werden, um Ihre Arbeit so zu machen, wie es notwendig ist?

Ich kann das nicht loslösen vom FRAUEN NOTRUF, weil das einfach immer mit der Notrufarbeit verbunden und an die Beratungsstelle gebunden ist. Wir haben jetzt die letzten Jahre darum gekämpft, mehr Kapazitäten für die psychosoziale Prozessbegleitung zu bekommen. Anfang des Jahres ist uns eine neue Stelle für die psychosoziale Prozessbegleitung von der Sozialbehörde bewilligt worden. Seit 2017 kämpfen wir aber auch darum. Und ansonsten ist das wirklich schwer einzuschätzen, weil ich alles, was hier zur Beratungsstelle dazugehört nutze, materiell und fachlich. Ich fühle mich sehr gut eingebunden, total gut aufgehoben. Gerade deswegen kann ich mir nicht vorstellen, wie man das als selbständige Person machen kann. Wir haben uns von Anfang an dagegen entschieden, das zu tun und ich würde es selbstständig auch nicht machen.

Aus den genannten Gründen?

Genau, der Aufwand ist unberechenbar, es ist finanziell gar nicht auskömmlich, da möglicherweise noch Dolmetschen, Anfahrt, Fortbildungen usw. selbst finanziert werden müssen. Also das Drumherum für Selbstständige finde ich schwierig. Deswegen, wie gesagt, ist es für mich hier nur in diesem Rahmen möglich.

Würden Sie sagen, dass Sie für Ihre Aufgabe über ausreichend Fachwissen in Sachen Traumafolgen, Symptome, Umgang mit Symptomen und so weiter verfügen?

Das soll jetzt nicht vermessen klingen, aber ja.

Das klingt nicht vermessen, so eine Antwort erhofft man sich.
Was mich sehr interessiert, ist, ob dieses Fachwissen Teil Ihrer Weiterbildung zur psychosozialen Prozessbegleitung war oder ob Sie sich das anders aneignen mussten.

Auch da fällt es mir schwer, darauf zu antworten.
Ich arbeite seit vielen, vielen Jahren in diesem Bereich.
Ich habe ja vorher schon mit traumatisierten Menschen gearbeitet. Im Laufe der Jahre habe ich einige traumapädagogische Zusatzausbildungen und therapeutische Ausbildungen absolviert. Deswegen kann ich gar nicht so sagen, ob das vermittelte Fachwissen zu Trauma und Traumafolgen in der Ausbildung ausreichend gewesen

wäre, weil ich schon sehr viel mitgebracht habe. Ich höre nur in den Rückmeldungen von Kolleg*innen, die die Ausbildung machen, dass es Teilnehmende gibt, die nicht in Beratungsstellen angebunden sind, die sich in dieser Ausbildung oft nicht ausreichend vorbereitet fühlen auf das, was in der Praxis auf sie zukommt.

Ich würde gerne noch einen anderen Aspekt beleuchten, nämlich den der Diversität. Jetzt sind wir im FRAUEN NOTRUF und ich gehe mal davon aus, dass die meisten, wenn nicht sogar alle ihrer Klient:innen, weiblich gelesen sind. Wie divers ist die psychosoziale Prozessbegleitung in Hamburg aufgestellt?

Wir als FRAUEN NOTRUF beraten und begleiten im Rahmen der psychosozialen Prozessbegleitung auch trans*, inter*, non-binäre Personen, die von sexualisierter Gewalt betroffen sind. Wir als Team sind leider aktuell nicht sehr divers aufgestellt.

Kann ich mir als betroffene Person die Person aussuchen, die mich begleitet?

Wir sind hier derzeit drei Prozessbegleiterinnen. Unter denen ist es möglich zu wählen. Eine weitere Kollegin ist gerade in der Ausbildung zur psychosozialen Prozessbegleiterin, sie wird Mitte des Jahres fertig sein. Sollten sich Zeug:innen eine ganz andere Begleiter:in wünschen, würden wir bei den Kolleg*innen der Zeugenbetreuung anfragen. Auch im Rahmen der Psychosozialen Prozessbegleitung ist der Wunsch diverser aufgestellt zu sein natürlich da.

Wenn Sie morgen etwas verändern könnten, wenn Sie die Möglichkeit hätten, etwas Entscheidendes zu verbessern, was wäre das?

Ich mag das Konzept der Traumainformiertheit und ich würde mir dessen Umsetzung von allen Prozessbeteiligten wünschen, wenn nicht sogar traumasensibel zu sein. Das bezieht sich auf alle Personen, die Teil des Strafverfahrens sind. Das wäre mein größter Wunsch. Damit Betroffene auf Menschen treffen, die eine Idee davon haben, was es bedeutet, von Gewalt betroffen zu sein und eben besonders von sexualisierter Gewalt. Denn das ist in meinen Augen eine besondere Form von Traumatisierung mit besonderen Folgen für die Betroffenen. Dann würde ich mir wünschen, dass die Prüfung der besonderen Schutzbedürftigkeit bei erwachsenen Betroffenen von Sexualstraftaten entfällt und es so, wie bei Minderjährigen, einen Anspruch darauf gibt, weil das einfach eine Riesenhürde für Betroffene ist. Belegen zu müssen, wie schlecht es ihnen geht, macht es Betroffenen oft schwer, die Begleitung in Anspruch nehmen zu wollen oder überhaupt zu beantragen. Dann würde ich mir ganz persönlich noch wünschen, dass alle anderen Prozessbeteiligten unsere Fachlichkeit anerkennen und auch wertschätzen. Dass nicht davon ausgegangen wird, dass wir nur die Taschentücher halten oder nicht wissen, was unsere Aufgabe bzw. Rolle ist.
Wir sind ausgebildet nach gesetzlich vorgegebenen Standards, haben eine Anerkennung der Justizbehörde Hamburg und sind oft seit vielen Jahren in diesem

Bereich tätig. Diese Wertschätzung für unsere Kompetenzen fehlt in meiner Wahrnehmung nicht selten.

Gibt es noch etwas, was Sie von Ihrer Seite noch loswerden möchten, was Sie sagen wollen, weil es Ihnen wichtig ist, dass es von Menschen gelesen wird?

Was mir noch wichtig ist zu sagen, ist, dass wir sowohl regional über den »Runden Tisch Psychosoziale Prozessbegleitung« in Hamburg, aber auch bundesweit über unseren Bundesverband »bff« eng vernetzt sind. Wir arbeiten in der psychosozialen Prozessbegleitung und auch in der Beratung nach Qualitätsstandards und Ethikrichtlinien des »bff«. Aber das Wichtigste ist in meinen Augen wirklich, dass alle Personen, die im Rahmen eines Strafverfahrens mit Betroffenen von sexualisierter Gewalt zu tun haben, informiert sind über Trauma, Traumafolgen und Möglichkeiten der Unterstützung für Betroffene. Das würde helfen, Mythen und Vorurteile, die im Strafverfahren existieren, abzubauen.

Vielen Dank, dass Sie sich die Zeit genommen haben.

Sehr, sehr gerne.

13.8 Traumainformiertes Arbeiten und Genderdiversität

Interview mit Flora Buczkowski

Flora Buczkowski ist bei »4BE TransSuchtHilfe« der Therapiehilfe e. V. in Hamburg in der Beratung tätig, einer Einrichtung, die sich auf die Unterstützung von Menschen mit Geschlechtsdiversität und Sucht spezialisiert hat. Flora Buczkowski erläutert die Herausforderungen, mit denen die hilfesuchenden Menschen konfrontiert sind, darunter Diskriminierung, psychische Belastungen und der Mangel an akzeptierenden Institutionen. Therapiehilfe e. V. ist ein großer Suchthilfeträger in Hamburg und Bremen. Das multiprofessionelle Team ist zusammengesetzt aus den Fachbereichen Psychotherapie, Pädagogik und Sozialpädagogik. Flora Buczkowski hat neben der Ausbildung zur/zum staatlich anerkannte:n Erzieher:in auch eine Fachweiterbildung in Traumazentrierter Fachberatung und Traumapädagogik.

In diesem Interview werden die Herausforderungen, mit denen Menschen mit Geschlechtsdiversität konfrontiert sind, thematisiert, darunter Diskriminierung, psychische Belastungen und der Mangel an akzeptierenden Institutionen. Weiterhin wird die Bedeutung einer gendersensiblen Sprache und die Notwendigkeit, die

Gesundheitsversorgung für Transpersonen zu verbessern, betont. Zudem wird die Rolle von Peer Support in der Beratung hervorgehoben, um eine vertrauensvolle Beziehung zu schaffen, die auf gemeinsamen Erfahrungen basiert. Abschließend wird auf die Bedeutung von Schulungen für Fachkräfte hingewiesen, um ein besseres Verständnis für die Bedürfnisse der LGBTQ+-Community zu entwickeln.

Sabrina Henning: Möchten Sie einmal erzählen, was Ihr Angebot besonders macht?

Flora Buczkowski: Was wir machen oder was uns so besonders macht, ist, dass wir die Schnittstelle zwischen Geschlechtsdiversität und Sucht abdecken. Das liegt daran, dass es das so nicht gab und wir diese Versorgungslücke vor ca. sechs Jahren gesehen haben. Wir beraten Menschen zu Transition, wenn Personen feststellen, dass das Geschlecht, mit dem sie bei der Geburt eingeordnet worden sind, vielleicht nicht oder nicht ganz übereinstimmt mit dem, wie sie sich fühlen, und zu Sucht und natürlich auch zu psychosozialen Fragen in diesem Bereich.

Mit welchen anderen Themen kommen die Betroffenen noch zu Ihnen?

Wir beraten auch Angehörige und Fachkräfte. Das heißt, auch die kommen mit spezifischen Fragen oder Anliegen zu uns. Eltern oder Angehörige kommen manchmal mit Ängsten oder Schwierigkeiten, die sie erleben, z. B., wenn das Hilfesystem versagt.

Was würden Sie sagen, aus welchen Gesichtspunkten heraus wäre gendersensible Sprache in unserer Gesellschaft wichtig?

Es geht darum, dass wir uns als Gesellschaft auf Augenhöhe begegnen. Und das kann ich, indem ich es akzeptiere, wenn eine Person mir sagt, »So und so ist es. Das ist mein Geschlecht, das sind meine Pronomen und das ist meine Selbstbezeichnung«. Es fing ja schon im Feminismus an. Es geht um Gleichberechtigung aller Geschlechter. Es ist ein altes feministisches Thema auf die Sprache zu achten. Man kann es natürlich lassen, aber ich würde sagen, alle profitieren davon.

Wenn Sie sagen, dass wir alle profitieren, fragt sich vielleicht eine Person, die z. B. für die Polizei arbeitet, welche Vorteile es hätte, eine gendersensible Sprache zu benutzen. Was würden Sie dieser Person sagen?

Die Polizei hat einen Auftrag, genauso wie ich ihn auch in meiner Beratungsstelle habe. Wenn sie da etwas ermitteln muss, dann ist es natürlich sinnvoll, dass ich in einer guten Beziehung zu der Person stehe, die ich gegenüber von mir habe. Und wenn eine Transperson sich gesehen fühlt, z. B. von der Polizei, dann ist das schon mal ein ganz großes Ding. Denn häufig ist es eben nicht so und Personen haben schwierige Erfahrungen mit der Polizei gemacht. Es wird den Polizist:innen helfen den Beruf professioneller ausüben zu können.

Es könnte also auch anderen Menschen die Arbeit leichter machen?

Ja, davon gehe ich aus.

Wenn wir über traumainformierte Versorgung sprechen, dann geht es natürlich um das Thema Trauma. Klinisch würde man nicht sagen, dass Diskriminierung das Ereigniskriterium für eine Traumatisierung erfüllt, gleichzeitig kann das »Ausgesetztsein« einer diskriminierenden Umgebung sehr wohl auf Dauer traumatisierend wirken. Was haben Sie für Erfahrungen in Ihrer Beratung? Welchen diskriminierenden Faktoren sind betroffene Personen häufig ausgesetzt in ihrem Leben?

Es gibt so viele, ich glaube, da könnten wir ein separates Buch zu schreiben, aber die Dinge, mit denen unsere Klient:innen zu uns in die Beratung kommen, sind z. B., gerade wenn wir auf Kinder und Jugendliche gucken, dass die Eltern oder die Schule den gewünschten Namen oder Pronomen nicht akzeptieren. Wenn ich als jugendliche Person keine Unterstützung habe in diesem Bereich und das vielleicht auch im schlimmsten Fall nicht von meinen Bezugspersonen, dann sorgt das für einen unglaublichen Druck und eher dafür, dass es viel mehr Druck auf die Transition an sich aufbaut, als wenn Leute den Namen akzeptieren. Das nimmt ein bisschen den Druck raus, auch u. U. medizinische Maßnahmen machen zu wollen, denn ich werde ja zumindest mit meinem Namen und meinem Pronomen akzeptiert. Das heißt, wenn man unbedingt möchte, dass die jugendliche Person transitioniert, dann benutzt man den falschen Namen und die falschen Pronomen.

Begegnet es Ihnen häufig, dass Lehrpersonen nicht akzeptieren, wie sich junge Menschen identifizieren und die nicht die gewünschten Pronomen benutzen?

Ich habe eine Jugendgruppe und wir arbeiten nach einem Konzept. Es geht um Empowerment und informierten Konsens. Ein Teil des Empowerments ist natürlich auch, über diese Schulthemen zu sprechen. Bei uns ist es sehr gemischt. Ich habe viele Jugendliche, die überhaupt nicht mehr zur Schule gehen, weil der Druck so hoch ist und sie auch Mobbing- und Gewalterfahrungen gesammelt haben und irgendwann resignieren und sagen, »Ich gehe da nicht mehr hin«. Ich hatte am letzten Freitag gerade eine Gruppe, wir haben auch über solche Dinge gesprochen und dann kam auch der Sportunterricht zur Sprache. Immer wieder müssen sich Personen in der Umkleidekabine ihres Zuweisungsgeschlechts umziehen. Das heißt, ein Transmädchen muss sich bei den Jungs umziehen und ein Transjunge muss sich bei den Mädchen umziehen, was ja manchmal auch die Mädchen bzw. Jungen, die da in der Umkleide sind, nicht gut finden. Oder aber sie müssen sich in irgendeinem Putzraum umziehen, wo noch tausend Sachen drinstehen, weil es keine andere Möglichkeit gibt. Natürlich habe ich auch mal Leute, die sich bei den Lehrpersonen in der Umkleide umziehen können. Denken wir mal an Schwimmunterricht. Häufig sind Sport- und Schwimmunterricht die beiden

Gründe, warum Jugendliche dann an diesem Tag morgens sehr starke Bauchschmerzen haben und nicht zur Schule gehen können.

Eigentlich sollten wir alle daran interessiert sein, die Jugendlichen an der Stelle abzuholen, damit die Schulfähigkeit erhalten bleibt?

Genau, das Problem wird nicht gelöst sein, wenn man Transpersonen eine extra Umkleidekabine baut, weil es noch mehr Probleme gibt. Je nachdem, wenn Jungs sich die Brust abbinden, dann ist das eng und sehr schmerzhaft, dann können die damit keinen Sport machen. Das soll man auch nicht, wenn man sich die Brust abbindet. Ein bisschen Entspannung reinbringen kann es, wenn die Jugendlichen vom Sportunterricht entschuldigt sind. Zumindest so lange, bis sie da irgendwie von selbst sagen, »Okay, ich kann das mitmachen« und eine Lösung haben für die Probleme. Eine vorläufige Befreiung des Sportunterrichts ist dort sinnvoll, so geht die jugendliche Person dann weiterhin zur Schule, muss aber am Sportunterricht nicht teilnehmen.

Wie können Institutionen Ihrer Meinung nach Diskriminierung von betroffenen Personen ganz gezielt adressieren, sichtbar machen und ihr dann begegnen? Was würden Sie sich wünschen in Schulen, in Krankenhäusern, bei der Polizei usw.?

Ich denke, zuallererst Mal bemerken, dass die Diskriminierung da ist und das ernst nehmen. Dann kann versucht werden im kleinen Kreise Dinge zu verändern. Was ich häufiger höre, sind Situationen wie z. B., dass dann die Schule den Namen nicht ändern kann, weil das System das nicht zulässt. Es ist ja okay, wenn Zeugnisse nicht so gedruckt werden können. Ich weiß, es ist eine schwierige Situation. Mir ist bewusst, dass es an die Meldebehörde geknüpft ist. Die Meldebehörde meldet den Namen zurück, solange das nicht offiziell geändert ist, ist dieser Name da. Aber es kann ja individuell jeder bei sich in der Schule gucken, wie dafür gesorgt werden könnte, dass dann dieser Name nicht auf irgendwelchen öffentlichen Listen aushängt, die alle sehen. Wenn es dort Offenheit gibt, findet man bestimmt eine Lösung. Die Frage ist, ist die Bereitschaft da und habe ich Lust, mich dafür einzusetzen? Ich muss ja nicht »die ganze Welt verändern«, ich kann gucken, was kann ich bei mir in meiner Einrichtung/Institution machen.

Was könnte die Mehrheitsgesellschaft zu diesem Thema im öffentlichen Raum und im Miteinander beitragen?

Sich erstmal entspannen. Wir sind unter 1 % der Weltbevölkerung. Das ist nicht viel. Und dann, was ich eben angeschnitten habe: Was können wir alle für eine Gesellschaft tun, in der alle respektiert werden? Keine Angst haben und lieber etwas unternehmen anstelle von nichts unternehmen. Mal mit einer Transperson sprechen, dann wird schnell festgestellt, dass alle ähnliche Interessen oder Sorgen haben. Jetzt könnte man sagen: Wenn ich aber Angst habe? Wenn Personen sich ihren eigenen Ängsten stellen? Denn es steckt meistens eine Angst dahinter oder eine Unsicherheit, wenn Leute nicht unterstützend sind oder Aussagen getätigt werden, die diskriminieren. Dieser Angst zu begegnen, sich zu trauen, sich mit diesen Dingen auseinanderzusetzen, ist essenziell. Natürlich nehmen wir in der Beratung die Angst auch ernst. Es kann auch Angst machen, wenn man irgendwelche wilden Sachen hört, was Transmenschen mit ihren Körpern machen, wenn sich damit nicht näher beschäftigt wird. Wenn man in der Suchthilfe tätig ist, begleitest du die Personen u. U. durchaus auch in den Tod. Das ist anders, wenn ich eine Transperson begleite und unterstütze. Ganz im Gegenteil, im Idealfall beginnt diese erst das eigene Leben, sodass sie glücklich sein kann oder weitestgehend glücklich.

Was beobachten Sie noch für konkrete Auswirkungen dieser Diskriminierungsform, die Betroffene ausgesetzt sind?

Man darf nicht unterschätzen, in was für einem Zustand sich die Personen, die zu uns kommen, befinden. Meistens geht es diesen Personen sehr schlecht. Das liegt natürlich zum einen daran, dass sie unter Umständen schon seit Jahren dem Minderheitenstress ausgesetzt sind und versuchen, ihr Leben irgendwie drumherum zu gestalten. Die Auswirkungen davon sind zum einen psychische Schwierigkeiten, wie natürlich Sucht, Depression, Angststörung oder nicht suizidales selbstverletzendes Verhalten. Das ist ebenfalls das, was wir hier viel sehen. Oder auch Essstörungen, um den Körper irgendwie verändern zu können, weil das das einzige Mittel ist, wie ich das aktiv tun kann; Selbstverletzung als ein Mittel des Druckabbaus, aber auch Suizidalität. In jedem Gespräch fragen wir, wie es mit Suizidgedanken ist. Die meisten Personen, die das betrifft, berichten dann davon. Sie sind manchmal froh, wenn man sie fragt und wir das ernst nehmen.

Studien zeigen ganz deutlich signifikante Zusammenhänge zwischen dieser Diskriminierungsform und den Faktoren, die Sie gerade benannt haben – Depression, Angststörung, Suizidalität und Sucht. Das heißt, dass die meisten der Betroffenen, die zu Ihnen kommen, auch therapeutische Hilfe bräuchten oder brauchen. Wie sind Ihre Erfahrungen in diesem Kontext? Erleben Betroffene in der Psychotherapie weitere Diskriminierung?

Ja. Es fängt häufig schon damit an, dass sie gar keinen Termin bekommen, wenn klar ist, worum es geht. Das heißt, sie kommen gar nicht so weit, dass sie ein Erstgespräch machen können, weil sie schon auf dem Kontaktwege abgelehnt werden. Manchmal passiert es auch, dass die Praxen Transpersonen gar nicht therapieren wollen, weil sie sagen, sie kennen sich da nicht aus. Wenn man sich das nicht zutraut, sollte man sich fortbilden lassen oder es gar nicht erst anfangen und die Personen dann jahrelang in Behandlung haben ohne Fortschritt – was ich häufiger sehe, gerade bei Minderjährigen, die dann schon irgendwo drei Jahre lang in irgendeiner Therapie waren und es geht den Jugendlichen immer schlechter und man kommt nicht auf die Idee, dass es vielleicht damit zu tun hat, dass diese jugendliche Person Support oder Unterstützung im Transitionsanliegen braucht. Da ist es dann auch so, dass die Personen in der Therapie, nicht mit dem gewählten

Namen angesprochen werden. Ich meine, klar, über die Krankenkasse muss abgerechnet werden, aber trotz alledem kann ich einen Weg finden mit meinen Patient:innen dann im Face-to-face-Kontakt die gewünschten Namen zu benutzen. Was wir aber auch manchmal hören, sind sehr wilde Therapieerfahrungen, die eher an Konventionstherapie erinnern als an Therapie. Ein weiterer Punkt im stationären Bereich ist natürlich die Unterbringung in den Zimmern. Es gibt oft keine Einzelzimmer oder Alternativen. Und häufig ist es auch so, dass die Betroffenen aufgenommen werden, aber das Thema »Transsexualität« nicht besprochen wird (werden soll). Was ich auch gerade bei Minderjährigen erlebe: Die gehen dann in stationäre Settings und sind manchmal Drehtürpatient:innen, haben schon sechs Klinikaufenthalte hinter sich, sind vollgepumpt mit Psychopharmaka und Neuroleptika, weil man denkt, man kriegt das so in den Griff (die Geschlechterthematik).

In der Suchtberatung gibt es eine lange Tradition von Peer Support. Welche Rolle spielt Peer Support in Ihrem Kontext? Nicht nur bei Sucht, sondern bei dem Thema Transidentität und Genderdiversität?

Wir sind eine Community-basierte Beratungsstelle. Wir sprachen gerade darüber, was Personen für Erfahrungen gemacht haben im Hilfesystem, im Gesundheitssystem. Und der Peer-Ansatz beruht darauf, dass es einen Kontakt, einen Austausch auf Augenhöhe gibt. Den haben sie meist vorher nicht erlebt. Wahrscheinlich hatten sie auch keine Person gegenübersitzend, die irgendwie nachvollziehen kann, wie das ist. Viele Leute sagen. »Ich würde gerne eine Person gegenüber haben, mit der ich rede, die mich auch versteht«. Das rührt natürlich aus schlechten Erfahrungen und aus Unsicherheit. Es ist auch sinnvoll, dass zwischen der Peer-Beratung und der Klient:in eine ressourcenstärkende Beziehung aufgebaut werden kann, die unmittelbar damit verknüpft ist, dass da eine Person ist, die in der Community ist. Das heißt, man kennt Strukturen, man weiß, wie Dinge funktionieren, man kann selbst auf Erfahrungen zurückgreifen und in der Regel kennt man auch andere Fachkräfte, die viel Wissen haben in Bezug auf Geschlechtsidentitätsfragen, und es gibt einen ganz anderen Pool an Informationen, auf den zurückgegriffen werden kann, als wenn das alles nur in einem Fachbuch gelesen wurde. Es gab eine Auseinandersetzung damit.

Würden Sie sagen, die Institutionen selbst würden profitieren, wenn sie verstärkt Menschen einstellen, die eigene Erfahrung haben?

Ja, selbstverständlich. Auf jeden Fall. Alle Ressourcen nutzen, die möglich sind. Für zufriedenes Personal und unterstützungssuchende Kund:innen/Klient:innen.

Sie haben vorhin kurz erwähnt, dass es auch Gewalt gibt gegen Transpersonen und Personen, die geschlechtsdivers identifiziert sind. Wie sicher fühlen Sie sich in Ihrer Arbeit?

Es ist schon so, dass einige Personen hier in der Beratungsstelle mehr oder weniger aktiv sind und sich in der Öffentlichkeit bewegen. Die eine oder andere Person von uns wurde im Internet mit Foto, Namen und weiteren Informationen veröffentlicht. Wir hatten schon die eine oder andere Situation, in der wir nicht wussten, »ist das etwas, was gerade gegen uns gerichtet ist?«. Zum Beispiel, wenn wir Feierabend machen und aus der Einrichtung gehen und dann etwas Ungewöhnliches passiert.

Das heißt, auch Sie sind Situationen ausgesetzt, die mindestens potenziell traumatisierend sind?

Ja. Da kommen Nachrichten und jemand droht, »Wenn ich dich irgendwo treffen würde…«.

Was würden Sie sich wünschen, um sich an der Stelle sicherer zu fühlen?

Also ich glaube, dieses Konzept von »sich sicher fühlen« ist ein sehr schwieriges. Wenn wir von »Safe(r) Space« reden, ist es schwierig, denn alle haben unterschiedliche Bedürfnisse von Sicherheit. Da kann noch sehr viel mehr getan werden, ob dann aber alle abgeholt werden, ist schwierig. Ebenso mehr Sicherheit auf institutioneller Ebene. Manchmal möchten Klient:innen von uns eine Anzeige stellen bei Gewaltverbrechen o. Ä. Wir haben in Hamburg (und auch in anderen Bundesländern) die LGBTIQ+-Beauftragten der Polizei. Sie arbeiten z. B. daran, dass Gewaltverbrechen gegen queere Personen als Hassverbrechen geführt werden. Bisher gibt es da noch Probleme in der Einordnung von Verbrechen in diese Kategorie und das heißt, es kann keine vernünftige Statistik geführt werden. Damit die Verbrechen, die passieren, vernünftig dokumentiert werden, wäre es wichtig, dass Personen, die sich entscheiden eine Anzeige zu erstatten, auch ernst genommen werden von der Polizei, diese traumasensibel agieren, und die Verbrechen auch an die Beauftragten weitergeleitet werden, weil die haben die Kompetenzen, die wissen was zu machen ist. Es gibt extra diese Stellen, dann lasst die Kolleg:innen die Arbeit machen.

Würden Sie sich Ähnliches in anderen Bereichen auch wünschen?

Ich glaube, dass es sinnvoll ist, wenn man eine Institution ist, die einige Mitarbeiter hat, sich zu fragen, wer sich um die Gleichberechtigung kümmert. Es gibt in einigen Unternehmen Frauenbeauftragte, das ist wunderbar, das finde ich richtig gut, dass es das gibt. Aber was ist mit dem Rest? Natürlich kann ich verstehen, dass Unternehmen nicht für alle Belange eine Beratungsperson einstellen können. Wenn sie das nicht können, wäre es sinnvoll Kontakt aufzubauen zu den Hilfsangeboten, die es schon gibt und diese zu nutzen. Ich habe mal eine Person kennengelernt, die in der Flugbranche tätig ist als Stewardess, und die haben sich selbst organisiert und vernetzt, aber nicht alle Leute haben Kraft dafür, sich selbst zu organisieren. Einfach zu gucken, was kann ich hier individuell in meinem Unternehmen tun, dass es meinen Mitarbeitenden besser geht, das wäre ein Anfang.

Sie haben gerade gesagt, wenn es nicht möglich ist, eine Stelle zu schaffen, wäre die Idee, sich die Unterstützung im Außen zu suchen. Sie bieten selbst Fortbildungen an. Wer kann diese Angebote bei Ihnen wahrnehmen und wo findet man Sie?

Genau, ich bilde fort und 4Be bietet Fortbildungen an. In der Regel bilden wir Fachkräfte fort, sozialpädagogische oder therapeutische Einrichtungen. Wir haben eine Fortbildung für Psychotherapeut:innen und angehende Psychotherapeut:innen, die gerne Handwerkszeug für die Arbeit mit transgeschlechtlichen Menschen hätten, weil sie noch Unsicherheiten haben. Wir bieten aber auch individuelle Fortbildungen an. Und finden kann man 4Be TransSuchtHilfe Hamburg im Internet.

Sie haben ein paar Beispiele genannt von möglichen Institutionen, die das annehmen. Wer sollte das noch annehmen bzw. dieses Angebot nutzen?

Also wir haben auch Lust, andere Berufsgruppen fortzubilden. Die Kolleg:innen in der Richter:innenschaft, Anwält:innen, Arbeitsagenturen z.B. oder Personen, die anderweitig mit geschlechtsdiversen Menschen in Kontakt kommen.

Wenn Sie sich etwas wünschen könnten, was sollte sich entscheidend ändern für die queere Community?

Wir brauchen eine flächendeckendere Gesundheitsversorgung. Wir arbeiten in Hamburg. Neben uns als Anlaufstelle gibt es noch das queere Zentrum. Wir sind massiv überfüllt, genau wie die. Wir haben Anfragen aus ganz Deutschland und teilweise auch aus der Schweiz, weil die Personen bei sich keine Gesundheitsversorgung haben. Gerade in Niedersachen und Schleswig-Holstein gibt es wenig Versorgung für diese großen Bundesländer.

Können Sie sagen, was genau Sie mit Gesundheitsversorgung meinen?

Ich meine damit Therapieplätze, Fachärzt:innen, Beratungsstellen, Kinder- und Jugendhilfe-Einrichtungen und Hausärzt:innen, weil die meist die erste Anlaufstelle sind.

Das heißt, es wäre wünschenswert, dass sich auch Hausärzt:innen fortbilden?

Selbstverständlich. Die sind häufig die erste Anlaufstelle, wenn es Personen nicht gut geht. Was wir ganz klar bräuchten, wären mehr Kolleg:innen aus der Endokrinologie, oder andere Ärtzt:innen, die sich dem Thema annehmen sowie therapeutische Einrichtungen, die dazu bereit sind, Transmenschen, aber auch intergeschlechtliche Menschen zu behandeln. Das machen die Kolleg:innen aus Hamburg schon ganz fleißig. Wir haben zwei große Endokrinologiepraxen, die sehr bemüht sind, aber die sind auch überfüllt, weil die Patient:innen nicht nur aus Hamburg kommen. Das betrifft alle Bereiche der Versorgung. Daraus resultieren diese ewig langen (zwei, drei Jahre) Wartelisten wie bei den Kolleg:innen im Uniklinikum.

Gibt es noch etwas, was Ihnen persönlich wichtig ist, was Sie noch sagen möchten?

Vielleicht noch ergänzend zum letzten Punkt: Eine Schwierigkeit, die Personen haben, die sich im geschlechtsdiversen Spektrum bewegen, ist auch der beschränkte Zugang zu den verschiedenen Angeboten. Wir haben z. B. Klient:innen, die würden gerne eine Sucht-Reha machen, aber leider funktioniert das nicht, weil die Kolleg:innen nicht wissen, auf welches Zimmer diese Klient:innen sollen, und dann werden die nicht aufgenommen, weil es in den Kliniken »keine Möglichkeit« gibt, diese Personen unterzubringen. Das heißt, irgendwo wird den Leuten der Zugang verwehrt. Vielleicht kann da geschaut werden, welche Zugänge ich in meiner Einrichtung habe, in meinem Haus, in meiner Institution, und wie kann ich vielleicht dafür sorgen, dass die Leute auch zu mir kommen können. Transpersonen sind eine sehr dankbare Klientel.

Danke für diese interessanten Einblicke.

Gerne.

14 Den organisatorischen Klimawandel schaffen

Die in diesem Kapitel enthaltenden Listen und Tools dienen der traumainformierten Organisationsplanung und helfen bei der Beurteilung der psychischen und emotionalen Sicherheit in einem System. Außerdem können hierüber Verbesserungspotenziale sichtbar und bewusst gemacht werden. Die jeweiligen Listen und Materialien können dem eigenen System, seiner Logik und dessen Anforderungen angepasst werden. So werden nicht alle Punkte für jede Institution gleichermaßen von Bedeutung sein. Es ist auch möglich, dass bei manchen Teilbereichen in einem System keine oder nur wenig Änderungsmöglichkeiten bestehen, während die gleichen Teilbereiche in anderen Institutionen freier zu gestalten sind. Diese Punkte sind eine Basis, auf der jedes System seine eigenen Konkretisierungen und Anpassungen vornehmen kann und soll. Nach jeder Bestandsaufnahme soll eine Aktionsplanung folgen, die sich mit den Bereichen befasst, welche die niedrigsten Punktwerte erreicht haben. Konkrete Überlegungen zur Erhöhung der Werte sollten mit entsprechenden Maßnahmen beantwortet und Verantwortliche benannt werden.

Traumainformiertes Arbeiten ist ein Prozess zur Veränderung von Organisationskultur hin zu einer Abflachung der traditionellen Machthierarchie hin zu einem kollaborativen Umfeld. Um einen Paradigmenwechsel derartiger Größenordnung zu bewältigen, braucht es verschiedene Schritte auf unterschiedlichen Ebenen, damit nicht zuletzt auch Synergieeffekte erzeugt werden, die den Wandel weiter vorantreiben können. Es braucht eine Mischung aus »Top-down»-Prozessen, die die Grundlage und die Rahmenbedingungen für einen traumainformierten Wandel bieten und diesen ermöglichen und »Bottom-up»-Ansätze, die die angestoßenen Veränderungen kontinuierlich überprüfen und weitere Schritte konkret zur Umsetzung bringen. Im Rahmen des organisatorischen Wandels schlägt die University of Buffalo in ihrem Manual (Koury et al., 2023) die folgenden zehn Punkte vor um den Wandel gesteuert einzuleiten. Zum Teil fanden diese Punkte in diesem Buch bereits ausführlicher Beachtung, sie sollen hier noch einmal übersichtlich und systematisch zusammengefasst herausgestellt werden.

1. Die Leitung einer Organisation ist entscheidend für das Gelingen. Es bedarf einer planvollen und strukturierten Führung des Personals in die traumainformierte Richtung, sowie entsprechender Investitionen, um die nötigen Veränderungen auf verschiedenen Ebenen zu ermöglichen. Des Weiteren kommt der Kommunikation innerhalb der Institution eine Schlüsselfunktion zu. Durch eine motivierende und transparente Kommunikation können Leitungskräfte die Veränderungsbereitschaft ihrer Belegschaft entscheidend steigern. Eine Ar-

beitsgruppe, die sich diesem Aspekt annimmt und ihn im Alltag immer wieder berücksichtigt, kann eine erfolgversprechende Möglichkeit sein.
2. Die Schaffung eines traumainformierten Arbeitsumfeldes durch die Berücksichtigung der Prinzipien in Hinblick auf Einstellungspraktiken, Richtlinien, Abläufe usw. Dabei soll vor allem ein integrativer und vielfältiger Arbeitsplatz entstehen.
3. Die Aus- und Weiterbildung der Belegschaft ist fundamental. Hier bedarf es eines realistischen Plans, der sich auf alle Ebenen der Belegschaft bezieht und nachhaltig überprüft wird.
4. Durch Punkt drei wird es möglich die Mitarbeitenden so weit zu sensibilisieren, dass sie in die Lage versetzt werden, die Auswirkungen ihrer Arbeit auf das eigene Wohlbefinden einzuordnen. Durch entsprechende institutionelle Strukturen sollen diese möglichen Auswirkungen beantwortet und adressiert werden, sodass die Resilienz der Mitarbeitenden gestärkt wird.
5. Ein besonderes Augenmerk kommt der Schaffung eines sicheren Umfelds zu. Hier ist in erster Linie die physische Umgebung gemeint. Dabei spielen konkrete Sicherheitsaspekte, wie Brand- und Arbeitsschutz eine Rolle. Weitergedacht kann es aber auch um die Kultur und die Atmosphäre innerhalb der Institution gehen, die sich ebenfalls entscheidend auf das Sicherheitsgefühl von Personen auswirken kann. Und wie in einer Achterbahn kann sich ein wildes Auf und Ab sicher anfühlen, wenn entsprechende Bedingungen gegeben sind.
6. In einigen Institutionen kann es angemessen sein, auch innerhalb des Kollegiums aktiv Traumascreenings einzuführen, um frühzeitig Hilfen zu ermöglichen. Eine traumainformierte Institution stellt sich die Frage nach der Angemessenheit solcher Instrumente aktiv und entscheidet entsprechend. Sollte die Entscheidung für derartige Screenings ausfallen, muss sichergestellt sein, dass auch entsprechende Ressourcen und Instrumente verfügbar sind, um diese ggf. anbieten bzw. einsetzen zu können. Das können sowohl Angebote innerhalb der Organisation sein als auch der Verweis auf vorhandene Angebote innerhalb der öffentlichen Strukturen.
7. In der Zusammenarbeit mit anderen Organisationen sollte es darum gehen Mechanismen zu entwickeln, die es ermöglichen, gegenseitige Synergien zu erzeugen und zu nutzen und so ein traumainformiertes Netzwerk zu gewährleisten.
8. Alle in der Organisation vorhandenen Formulare, Richtlinien, Verfahren und Protokolle sollen auf Grundlage eines traumainformierten und traumasensiblen Ansatzes verfasst und umgesetzt werden.
9. Zu guter Letzt sollen all diese Prozesse mit ihren Auswirkungen auf die Institution, die Mitarbeitenden und die Nutzenden des Systems durch entsprechende Mechanismen evaluiert und überprüft werden.

14.1 Traumainformierte Personalakquise

Wie bereits erwähnt (▶ Kap 8.6) beginnt die traumainformierte Personalakquise bereits vor der Bewerbung einer Person. Unternehmen können ihr Leitbild inklusive einer Selbstverpflichtung veröffentlichen, in der sich Werte wie Vielfalt, Gleichberechtigung, Barrierefreiheit usw. wiederfinden. Potenzielle, zukünftige Mitarbeitende informieren sich meist vor ihrer Bewerbung über das Unternehmen und entscheiden, ob sie sich grundsätzlich vorstellen können dort tätig zu werden. Sind hier entsprechende Grundsätze veröffentlicht, werden sich Personen bewerben, die sich mit diesen identifizieren können, was langfristig zu einem stabilen inklusiven Betriebsklima beiträgt. Auch die veröffentlichten Stellenausschreibungen können, traumainformiert formuliert, dazu beitragen, dass sich ein breiteres Spektrum an Personen angesprochen fühlt, und so die Aufmerksamkeit für das Angebot erhöhen. Menschen, die sich von inklusiven Gedanken nicht angesprochen fühlen und eher andere innere Konzepte haben, werden sich ggf. weniger bewerben und so können auch wichtige zeitliche Ressourcen im Bewerbungsverfahren gespart werden.

14.1.1 Beispiel einer traumainformierten Stellenausschreibung

Regenbogen-Kinderkrankenhaus
Vielen Dank für Ihr Interesse als Pflegekraft Teil des Regenbogen-Kinderkrankenhaus-Teams zu werden. Wir planen Vorstellungsgespräche im Anschluss an die Bewerbungsfrist, vom 13.01.2025 bis zum 13.02.2025. Nach einem ersten Kennenlernen haben Sie die Möglichkeit, Ihre Eindrücke bei einer Hospitation zu vertiefen. Wir entscheiden uns im Anschluss, nachdem wir alle Bewerbungen geprüft und alle Gespräche geführt haben. Die bevorzugte Bewerbungsmethode besteht in der Zusendung Ihres Anschreibens, sowie Ihres Lebenslaufes an unsere Personalchefin Elisabeth Kramer unter e.kramer@regenbogen-kinderkrankenhaus.de.

Unternehmensbeschreibung
Unser Kinderkrankenhaus ist ein Kinderkrankenhaus im lebendigen Stadtteil Remmelheim. Seit über 50 Jahren ist es eine vertrauenswürdige Partnerinstitution, die ihre kleinen Gemeindemitglieder sowie ihre Familien unterstützt. Wir sind bestrebt unser Miteinander nach den Prinzipien der Sicherheit, des Respekts, der Zusammenarbeit und Gegenseitigkeit sowie der Vielfalt auszurichten. Wir stellen uns damit aktiv und bewusst (intersektionaler) Diskriminierung entgegen. Es ist uns wichtig, sicherzustellen, dass alle Mitarbeitenden die Auswirkungen eines psychischen Traumas verstehen und dass alle Programme und Dienste mit Sensibilität für Traumata und Resilienz angeboten werden. Richtlinien, Protokolle und unsere Räumlichkeiten werden kontinuierlich mit dem Ziel weiterentwickelt, dass alle Personen sich körperlich und emotional sicher fühlen. Wir schulen unser

Klinikpersonal in traumainformierten Praktiken, um Heilungsprozesse wirksam zu unterstützen. Eine dialektische, achtsame und wertschätzende Grundhaltung, die einem ethisch-humanistischen Menschenbild folgt, zeigt sich bei uns sowohl in der Arbeit mit den uns anvertrauten Kindern und Jugendlichen und ihren Familien als auch auf kollegialer Ebene.

Wir suchen zum nächstmöglichen Termin eine Pflegefachkraft mit Vertiefung »Pädiatrie«.

Pflegefachkräfte bieten integrierte, traumainformierte, patient:innenzentrierte Pflege. Sie arbeiten in einem multiprofessionellen Team aus ärztlichem Dienst, Pflegefachkräften, Pädagogik sowie psychotherapeutischem Dienst und Verwaltung. Die Familien, die unsere Dienste in Anspruch nehmen, haben unterschiedliche Hintergründe und Erfahrungen und es wird erwartet, dass sie als Pflegekraft die Fähigkeit zu einem kultursensiblen Umgang mitbringen oder bereit sind diesen zu erlernen.

Lebensqualität ist sowohl für unsere Familien als auch für unsere Mitarbeitenden wichtig. Daher stehen sowohl gesonderte Pausen- wie auch Ruheräume für Mitarbeitende zur Verfügung. Ihre Vergütung sowie weitere Leistungen umfassen:

- Eingruppierung gemäß Ihrer beruflichen Qualifikation und Erfahrung in die entsprechende Entgeldgruppe und Stufe gemäß des AVR. Für detaillierte Informationen sprechen Sie uns bitte an und unsere Personalabteilung erstellt gern eine Probeabrechnung individuell für Sie.
- eine Monatsfahrkarte für den ÖPV
- Fitnessclubmitgliedschaft in einem unserer Partnerunternehmen
- Weiterbildungsmöglichkeiten
- 30 Tage Urlaub pro Jahr
- Weihnachtsgeld

Zu Ihren täglichen Aufgaben gehören:

- Aufbau einer Beziehung und eines Vertrauensverhältnisses zu den Familien bei gleichzeitiger, unterstützender Beratung und Krisenintervention
- Unterstützung der Familien bei der Bewältigung der täglichen Aufgaben, um Resilienz aufzubauen und psychologische Sicherheit zu fördern
- Durchführung umfassender und einfühlsamer Beurteilungen zur Vermeidung einer erneuten Traumatisierung
- respektvoller und kooperativer Umgang mit den Familien
- Weitervermittlung an traumainformierte Partnerorganisationen, um den Familien die Erfüllung ihrer Bedürfnisse/Ziele zu erleichtern

Zu den gelegentlichen Erwartungen gehören:

- teamübergreifende Zusammenarbeit bei traumainformierten Fallberatungssitzungen (1–2-mal/Monat)

- Teilnahme an Schulungen für Mitarbeitende zu Konzepten der traumainformierten, personenzentrierten Pflege und anderen Programmen zur beruflichen Weiterentwicklung (1-mal/Monat)

Erforderliche Qualifikationen:

- eine abgeschlossene Ausbildung zur exam. Pflegefachkraft mit der Vertiefung »Pädiatrie« oder eine vergleichbare Qualifikation
- nachgewiesene Fähigkeiten zur Förderung kooperativer Beziehungen mit Menschen, die Widrigkeiten erlebt haben
- Fähigkeit, respektvoll mit Familien unterschiedlicher Herkunft umzugehen
- Bereitschaft und Fähigkeit, aktiv an laufenden Schulungen und Weiterbildungen zu Themen wie traumainformierter Pflege, Gesundheitsgerechtigkeit, patient:innenenzentrierter Pflege usw. teilzunehmen
- Fähigkeit zur teamübergreifenden Zusammenarbeit und zum Beitrag zur Schaffung einer sicheren, unterstützenden Arbeitskultur

Bevorzugte Qualifikationen:

- Erfahrung in der traumainformierten Arbeit mit marginalisierten und gefährdeten Bevölkerungsgruppen
- Kenntnisse und/oder Erfahrung mit traumainformiertem organisatorischem Wandel
- Bewusstsein für soziale Determinanten der Gesundheit, psychologische Traumata und deren Auswirkungen, negative Erfahrungen in der Kindheit und Gemeinschaft sowie historische, generationsübergreifende und kulturelle Traumata

Wir freuen uns auf Ihre aussagekräftige Bewerbung.

Im Vorstellungsgespräch selbst lassen sich gezielt Fragen zu diesen Bereichen einbauen, um die Eignung der Person nicht nur in fachlicher Hinsicht, sondern auch im Hinblick auf eine traumainformierte und inklusive Arbeitsweise zu überprüfen.

Die folgenden Fragen können in Vorstellungsgesprächen verwendet werden. Die Fragen und die verwendete Sprache können an jedes System angepasst werden. Die Fragen sind eine Sammlung, um Beispiele dafür zu liefern, wie nach verschiedenen Aspekten eines traumainformierten Ansatzes, einschließlich Vielfalt, Gleichberechtigung, Inklusion und Barrierefreiheit, gefragt werden kann.

Diese Fragen sind dem »Trauma-Informed Organizational Change Manual« der University at Buffalo (School of Social Work) entnommen (Koury et al., 2023, S. 156ff.)[8].

8 Übersetzung: Dr. Gianfranco Zuaboni (Recovery College Bern), Prof. Dr. Michael Schulz (LWL-Klinikum Gütersloh), Nele Buschsieweke (LWL-Klinikum Gütersloh) und Dr. Jacqueline Rixe (Klinikum Bethel)

1. Sprechen Sie darüber, was es bedeutet, in Ihrer Arbeit traumainformiert zu sein. Wie passen Vielfalt, Gleichberechtigung, Inklusion und Barrierefreiheit Ihrer Meinung nach dazu?
2. Haben Sie Erfahrung in der Arbeit für eine Organisation oder ein System, das Aspekte eines traumainformierten Ansatzes umgesetzt hat?
3. Wie werden Sie in Ihrer Rolle einen traumainformierten Ansatz anwenden?
4. Nennen Sie uns ein Beispiel dafür, wie Sie den Wert/das Prinzip von [Wert/ Grundsatz] in Ihrer Arbeit verwendet haben.
5. Nennen Sie uns ein Beispiel dafür, wie Sie Vielfalt, Gleichberechtigung, Inklusion und/oder Barrierefreiheit in Ihrer Arbeit gefördert haben.
6. Bitte schildern Sie , wie individuelle/historische/systemische Traumata und Ungleichheiten mit der Bevölkerung, mit der wir arbeiten, zusammenhängen können.
7. Bitte beschreiben Sie Ihr Verständnis von evidenzbasierten Interventionen oder Behandlungen, die der Bevölkerung, mit der wir arbeiten, zur Verfügung stehen. Wie vertraut sind Sie damit?
8. Welche Strategien wenden Sie bereits an, um dem Potenzial für stellvertretende Traumata, sekundären traumatischen Stress, Burn-out und Mitgefühlsermüdung zu begegnen? Welche organisatorischen Strategien oder Unterstützungen haben Sie in der Vergangenheit als hilfreich empfunden?
9. Auch wenn alle Werte/Grundsätze eines traumainformierten Ansatzes wichtig sind, welcher findet bei Ihnen den größten Anklang? Erzählen Sie uns mehr.
10. Wenn Sie eine unethische Situation zwischen einem Mitarbeitenden und eine:r [Kund:in/Patient:in/Student:in/Nutzer:in] beobachten, erklären Sie, wie Sie den Wert/das Prinzip der Vertrauenswürdigkeit anwenden würden, um die Situation zu lösen.
11. Erzählen Sie uns von einer Situation, in der ein:e Kolleg:in oder eine Person die Vielfalt/Diversität eines anderen nicht akzeptiert hat – wie war die Situation und wie haben Sie reagiert?
12. Wenn Sie über einen traumainformierten Ansatz nachdenken, was denken Sie über die Rolle des bzw. der [Kund:in/Patient:in/Student:in/Nutzer:in] bei unserer Arbeit hier?
13. Wenn Sie über einen traumainformierten Ansatz nachdenken, welche Gedanken haben Sie dann über den Umgang mit Ungleichheiten, Diskriminierung und Unterdrückung in unserer Arbeit hier?
14. Welche Merkmale oder Verhaltensweisen könnten für Sie ein Hinweis darauf sein, dass jemand ein Trauma erlebt hat?
15. Bitte erklären Sie, was Selbstfürsorge oder Wellness für Sie bedeutet. Welche Strategien wenden Sie bereits an, die funktionieren?
16. Welchen Rat würden Sie einem bzw. einer Kolleg:in geben, der bzw. die erwägt, mit Menschen zu arbeiten, die möglicherweise ein Trauma erlebt haben? Mit Menschen, die andere Hintergründe oder Fähigkeiten haben?
17. Über welche Aspekte des traumainformierten Ansatzes würden Sie gerne mehr erfahren?

18. Wie können Sie persönliche Vorurteile ansprechen, Stereotypen in Frage stellen und die Integration fördern?
19. Erzählen Sie uns von einer Situation, in der Sie in einer schwierigen Interaktion mit einem bzw. einer Kolleg:in oder [Kund:in/Patient:in/Student:in/Nutzer:in] einen traumainformierten Ansatz verwendet haben.
20. Erzählen Sie uns von einer Situation, in der Sie Ihre Herangehensweise oder Ihren Stil geändert haben, um effektiver mit einer Person mit einem anderen Hintergrund zu arbeiten.
21. Haben Sie Erfahrung mit dem Screening von Personen auf Traumata oder Widrigkeiten? Wenn ja, welche Screening-Instrumente haben Sie verwendet?
22. Erzählen Sie uns von Ihrem Verständnis von Resilienz und posttraumatischem Wachstum. Welche Gedanken haben Sie im Hinblick auf die Förderung von Resilienz und posttraumatischem Wachstum bei denjenigen, mit denen wir arbeiten? In der Belegschaft?

14.2 Ausbildung des Personals (klinisch und nicht-klinisch)

In einer traumainformierten Institution ist die Frage, ob Mitarbeitende bezüglich traumainformiertem Arbeiten geschult werden, obsolet. Der Umfang dieser Schulungen kann sich allerdings durchaus unterscheiden. Verwaltungsangestellte benötigen nicht im selben Umfang Wissen und Handlungssicherheit wie eine klinische Fachkraft, die täglich mit Traumabetroffenen arbeitet. Ein solides Grundlagenwissen kann aber auch hier sinnvoll sein. Die Reinigungsfachkraft braucht traumabezogenes Wissen, da sie in den persönlichen Bereich von Menschen eindringt, während die Person, die für die Parkplatzüberwachung zuständig ist, stark von Deeskalationsmanagement und dem Wissen um die Auswirkungen von Trauma profitiert, wenn Familien z. B. in höchster Anspannung, aus Angst um ihr Kind, im Halteverbot stehen, anstatt auf einem ausgewiesenen, aber mit längerem Fußweg verbundenen Parkplatz zu parken. Mitarbeitende der Ermittlungsbehörden benötigen ein Verständnis von Trauma, den möglichen Auswirkungen und sogar den spezifischen Interventionen, die Betroffenen helfen können, um in Befragungen Aussagen zu erhalten. Hier ist völlig unerheblich, ob es sich um geschädigte Personen handelt oder um die beschuldigte Person. Traumata existieren oft auf beiden Seiten und es ist eine Frage des »Wie«, um selbst auch eine Entlastung zu erfahren.

So vielfältig die Anforderungen in den unterschiedlichen Systemen sind, so vielfältig fällt die Antwort aus auf die Frage, welche Fort- und Weiterbildungen für einen traumainformierten Ansatz nötig sind. Jede Organisation muss für sich selbst eine Analyse anstellen, um herauszufinden, welche Lücken es zu schließen gilt. Die folgende Liste kann höchstens ein Anstoß sein. Sie erhebt keinen Anspruch auf Vollständigkeit, kann aber der Ideenfindung und als Ergänzung dienen.

- Trainings in Deeskalationsmanagement (ProDeMa, PART o. Ä.)
- Lehrgänge in Gesprächsführungstechniken
- Grundlagenschulungen zu den Themen belastende Kindheitserfahrungen, Trauma und Traumafolgen
- Lehrveranstaltungen zu traumasensiblen Arbeitsweisen
- Wissensvermittlung bezüglich Sekundärtraumatisierung
- Kurse zur aktiven Selbstfürsorge
- Achtsamkeitstrainings
- Angebote zur Stärkung der individuellen Resilienz (▶ Kap.10)
- Sensibilisierungstrainings zu den Bereichen Rassismus, Gender- und Kultursensibilität
- Lehrgänge zu inklusiven Arbeitsweisen
- Sportangebote für Mitarbeitende

Sind die Entscheidungen bezüglich der umzusetzenden Fort- und Weiterbildungen der Belegschaft getroffen, bedarf es neben der konsequenten Durchführung die Mittel zur kurz- und langfristigen Nachbereitung der Inhalte. Um das Gelernte auch sicher zu verinnerlichen, bedarf es einer regelmäßigen Wiederholung und Anwendung des Wissens.

Bei der Planung von Fortbildungsveranstaltungen ist zu empfehlen, auch bei Themen, die alle Berufsgruppen betreffen, diese nicht in einer Veranstaltung zusammenzufassen. Die unterschiedlichen Arbeitsrealitäten, Rollen und Verantwortlichkeiten ziehen andere Operationalisierungen der Prinzipien des traumainformierten Handelns nach sich, sodass jede Berufsgruppe für sich herausfinden muss, was Traumainformiertheit in ihrer spezifischen Rolle bedeutet. Darüber hinaus können auch leitende Angestellte von Schulungen profitieren, die speziell auf ihre Rolle zugeschnitten sind und sich auf die Gesamtorganisation und die Führung konzentrieren.

Institutionen können bereits vorhandenes Wissen und vorhandene Kompetenz in den genannten Bereichen aktiv nutzen und damit Kosten sparen. Einzelne Mitarbeitende können zur Dissemination eingesetzt werden. Sie sind oder werden ausgebildet in einem relevanten (Zusatz-)Bereich und geben in regelmäßigen Veranstaltungen dieses Wissen an alle Mitarbeitenden weiter. Eine Umfrage in der Belegschaft zu besonderen Interessen, Fähigkeiten und evtl. Tätigkeiten in relevanten Bereichen neben dem Hauptarbeitsplatz können erstaunliches Potenzial zutage fördern, welches im nächsten Schritt genutzt werden kann.

Neben Schulungen können aber auch etablierte Strukturen, wie z. B. Dienst- bzw. Teambesprechungen genutzt werden, um die Inhalte eines traumainformierten Ansatzes immer wieder aufzurufen und so im Alltag zu festigen. Eine zehnminütige Diskussion oder das Zeigen eines Videoclips zum Thema können einzelne Punkte ins Gedächtnis rufen und in der täglichen Arbeit wirken.

In großen Mitarbeitendenversammlungen sollten die Themen Inklusion, Gleichberechtigung, Barrierefreiheit und Vielfalt regelmäßig diskutiert werden, um immer neue Verbesserungs- und Veränderungspotenziale aufzudecken.

14.3 Eine sichere Umgebung schaffen

Wie bereits erwähnt spielt Sicherheit eine große Rolle, wenn es um die Konfrontation mit oder die Verhinderung von Traumatisierungen geht. Wieso traumatisiert uns die Fahrt in der Achterbahn nicht? Manche Menschen stehen durchaus große Ängste während einer solchen Fahrt aus und doch stellen sie sich erneut in die Schlange, um die Erfahrung noch ein weiteres Mal zu machen. Das Entscheidende ist das Gefühl von Sicherheit. Wie sicher wir uns in uns, im Leben und in unserer Umgebung fühlen, entscheidet mit darüber, ob Situationen, die im Grunde gar nicht existenziell gefährlich sind, bei uns extreme Reaktionen auslösen oder nicht. Wenn wir also das Sicherheitsgefühl steigern, können wir damit rechnen, dass Menschen ruhiger agieren und, egal in welchem Setting, Interaktionen erfolgreicher verlaufen.

Jede Organisation, die sich zum Ziel setzt traumainformiert zu sein, muss Überlegungen zu Sicherheit, Standort, Zugänglichkeit und allgemeiner Ästhetik anstellen. Wie einladend und inklusiv der Raum für diejenigen ist, die ihn nutzen, spielt eine entscheidende Rolle. Hierzu kann das Protokoll »Rundgang in der Organisation« unter ▶ Kap. 14.3.1 dieses Buches genutzt werden.

Wichtig ist, möglichst viele Perspektiven in so einer Evaluation miteinzubeziehen. Die Vielfalt ist deswegen so relevant, weil das, was uns ein sicheres Gefühl gibt, oft sehr unterschiedlich ist. Was die eine Person als hilfreich erlebt, muss für eine andere Person nicht zwingend so sein. Außerdem sollte auch die Machbarkeit von den zuständigen Personen aus Technik und Hausservice geprüft werden, falls die Institution über diese Dienste verfügt.

Jede Organisation ist gut beraten eigene, zum System passende, Instrumente zu entwickeln, um das nötige Feedback aus der Belegschaft einzuholen, auszuwerten und im Anschluss auch die Ergebnisse innerhalb der Institution zu veröffentlichen, um sie für alle transparent zu machen.

Wenn Veränderungen angekündigt werden (egal ob strukturell oder räumlich), ist es normal, dass es auch kritische Stimmen und Einwände gibt. Diese zu hören, ernst zu nehmen und darüber offen im Gespräch zu sein ist Teil eines traumainformierten Ansatzes, ebenso wie die Transparentmachung der Gründe für die (notwendigen) Veränderungen. Die wenigsten Dinge sind ausschließlich hilfreich oder ausschließlich anstrengend. Im Gegenteil, wenn es um Veränderungen geht, ist meistens beides gleichzeitig der Fall. Dieser Umstand braucht Anerkennung. Wir haben Glück, wenn die Anstrengung eher ein kurzfristiges Problem darstellt, weil eine Veränderung eine Umgewöhnung erfordert und langfristig der Nutzen überwiegt, weil die vollzogene Veränderung dann eine Erleichterung auf einer anderen Ebene bewirkt. Aus diesem Grund ist es grundsätzlich ratsam, nach den langfristigen Vorteilen einer Veränderung zu suchen und mit Mitarbeitenden darüber ins Gespräch zu kommen. Manchmal kennen wir aber auch das Problem und wünschen eine Lösung, nur leider scheint es keine Möglichkeit zu geben eine Lösung umzusetzen. Hier ist wichtig anzuerkennen, dass wir, je nach System und Organisation, mitunter kreativ werden müssen. Manchmal müssen wir uns eventuell auch mit kleineren Änderungen zufriedengeben, weil das Ideal momentan nicht erreichbar ist.

Darüber hinaus muss auch die emotionale Sicherheit in den Blick genommen werden. In Befragungen der Belegschaft mit der »Traumainformiert-Skala« (► Kap. 14.3.3) können Institutionen anonym erfassen, wie sicher sich die Mitarbeitenden auch emotional fühlen und wo auch hier eventuelle Verbesserungspotenziale zu finden sind. Zeichnet sich ein schwerpunktmäßiges Defizit unter den Mitarbeitenden ab, kann mit entsprechenden Maßnahmen darauf reagiert und das Defizit ausgeglichen werden.

Neben der inklusiven Sprache und den mehrfach benannten Werten Vielfalt, Geleichberechtigung, Inklusion und Barrierefreiheit sorgt eine traumainformierte Organisation auch dafür, dass es für die Mitarbeitenden Möglichkeiten zur Emotionsregulation gibt. Diese Möglichkeiten können zeitliche Ressourcen zwischen Terminen, kollegiale Beratungen bis hin zu entsprechenden Räumlichkeiten, wie z. B. ein Ruheraum, sein. Auch hier ist wieder jedes System selbst gefragt, um herauszufinden, was passt, was von Mitarbeitenden gewünscht ist und was umsetzbar ist.

Als Orientierung kann die Auflistung möglicher Diskriminierungs- und Re-Traumatisierungsquellen aus dem »Trauma-Informed Organizational Change Manual« (Koury et al., 2023, S. 20) dienen.[9]

Tab. 14.1: System- und Beziehungsdynamiken/Themen, die häufig als retraumatisierend erlebt werden

System (Richtlinien, Verfahren, struktureller und institutioneller Rassismus und Unterdrückung)	**Beziehung (Macht, Kontrolle, Subversivität, zwischenmenschlicher Rassismus und Unterdrückung)**
Ihre Geschichte ständig neu erzählen müssen	Nicht gesehen/gehört werden
Wie eine Nummer behandelt zu werden	Intransparenz und verschleierte Wahrheiten
Sich etikettiert fühlen (z. B. Süchtige, Schizophrene)	Tut Dinge für und nicht mit jemandem

9 Übersetzung: Dr. Gianfranco Zuaboni (Recovery College Bern), Prof. Dr. Michael Schulz (LWL-Klinikum Gütersloh), Nele Buschsieweke (LWL-Klinikum Gütersloh) und Dr. Jacqueline Rixe (Klinikum Bethel)

Tab. 14.1: System- und Beziehungsdynamiken/Themen, die häufig als retraumatisierend erlebt werden – Fortsetzung

System (Richtlinien, Verfahren, struktureller und institutioneller Rassismus und Unterdrückung)	**Beziehung (Macht, Kontrolle, Subversivität, zwischenmenschlicher Rassismus und Unterdrückung)**
Keine Wahlmöglichkeit bei Dienstleistung oder Behandlung	Anwendung von Strafmaßnahmen, Zwangspraktiken und unterdrückender Sprache
Nichtanerkennung von arbeitsbedingtem Stress	Rassistisches Profiling
Kein Zugang zu Dienstleistungen	Nicht kollaborativ sein
Verfahren ohne Berücksichtigung der Barrierefreiheit	Opferbeschuldigung
Verfahren der Ausgrenzung und Isolierung	Nichtanerkennung historischer Narrative
Ausgrenzende Verfahren	Mikroaggressionen
Verfahren ohne kulturelle Rücksichtnahme	Nicht inklusive Sprache und Botschaften
»Ismen« und Phobien	Nichtanerkennung der Machtdynamik

Damit diese Veränderungen gelingen, ist es wichtig, verantwortliche Personen zu bestimmen, einen Zeitrahmen festzulegen, Ressourcen einzuplanen und eine Feedbackschleife im Prozess zu etablieren. Hierzu können die folgenden Instrumente genutzt und ggf. angepasst werden.

Im Original-Manual ist nach jedem Bereich ausreichend Platz für zusätzliche Notizen und Anmerkungen. Aus Platzgründen wird hier darauf verzichtet.

14.3.1 Rundgang in der Organisation[10]

(Quelle: Koury, S. P., Green, S.A. & Way, I. [2023]. Trauma-Informed Organizational Change Manual [S.189 ff.]. Institute on Trauma and Trauma-Informed care. https://socialwork.buffalo.edu/trauma-manual)[11]

1 = verbesserungswürdig
2 = durchschnittlich
3 = gut
4 = ideal

10 auch abrufbar unter dem Kapitel »Zusatzmaterial zum Download«

11 Übersetzung: Dr. Gianfranco Zuaboni (Recovery College Bern), Prof. Dr. Michael Schulz (LWL-Klinikum Gütersloh), Nele Buschsieweke (LWL-Klinikum Gütersloh) und Dr. Jacqueline Rixe (Klinikum Bethel)

Draußen

Die Außenseite des Gebäudes ist gut beleuchtet?	1 2 3 4
Die Schilder sind klar und deutlich sichtbar?	1 2 3 4
Die Schilder sind einladend?	1 2 3 4
Schilder sind zugänglich? (Sprache, Leseniveau, Blindenschrift usw.)	1 2 3 4
Sicherheitsmaßnahmen sind nützlich angebracht?	1 2 3 4
Der Eingang zum Gebäude ist barrierefrei?	1 2 3 4

Wartebereich

Der Bereich ist sauber und geruchsfrei?	1 2 3 4
Der Bereich ist zugänglich?	1 2 3 4
Das Personal überwacht, wer ein- und ausgeht?	1 2 3 4
Ausreichende Abstände zwischen den Sitzen?	1 2 3 4
Der Bereich ist einladend und komfortabel?	1 2 3 4
Vielfältige, inklusive Kunstwerke und Fotos?	1 2 3 4
Es sind Pflanzen vorhanden?	1 2 3 4
Zeitschriften/ Lesematerial?	
Beruhigende Farben an den Wänden?	1 2 3 4
Auswahl der Beleuchtung verfügbar?	1 2 3 4
Kinderfreundlicher Bereich (je nach Bedarf)?	1 2 3 4
Aushang von Notfallprotokollen?	1 2 3 4
Aushang von individuellen Rechten/Erwartungen?	1 2 3 4
Beschilderung in positiver Sprache (Bilder)?	1 2 3 4
Klare, sichtbare und aktuelle Beschilderung?	1 2 3 4
Zugängliche Beschilderung? (Sprache, Leseniveau, Blindenschrift usw.)	1 2 3 4

Service-/Gemeinschaftsbereiche

Der Bereich ist sauber und geruchsfrei?	1 2 3 4
Der Bereich ist zugänglich?	1 2 3 4
Für Einzelgespräche sind privatere Räume vorhanden?	1 2 3 4

Es gibt einen ausgewiesenen

»sicheren Raum/Ruheraum« für Mitarbeitende und Einzelpersonen?	1 2 3 4
Aushang von Notfallprotokollen?	1 2 3 4
Rechte/Erwartungen an das Personal?	1 2 3 4
Die Umgebung ist einladend und komfortabel?	1 2 3 4
Vielfältige, inklusive Kunstwerke und Fotos?	1 2 3 4
Es sind Pflanzen vorhanden?	1 2 3 4
Zeitschriften/ Lesematerial?	1 2 3 4
Beruhigende Farben an den Wänden?	1 2 3 4
Auswahl der Beleuchtung verfügbar?	1 2 3 4
Kinderfreundlicher Bereich (nach Bedarf)?	1 2 3 4
Personen haben die Wahl bei Sitzposition und Sitzplatzart?	1 2 3 4
Informationen sind in verschiedenen Sprachen verfügbar?	1 2 3 4

Beschilderung in positiver Sprache (Bilder)? 1 2 3 4
Klare, sichtbare und aktuelle Beschilderung? 1 2 3 4
Zugängliche Beschilderung?
(Sprache, Leseniveau, Blindenschrift usw.) 1 2 3 4

Bäder/Toiletten/Waschräume
Leicht zugänglich für alle Personen? 1 2 3 4
Sauber, geruchsneutral? 1 2 3 4
Gut beleuchtet? 1 2 3 4
Geschlechtsneutrale Option verfügbar? 1 2 3 4

Interaktion und Kultur der Belegschaft
Personen werden bei ihrer Ankunft mündlich begrüßt? 1 2 3 4
Personen werden darüber informiert, was sie erwartet? 1 2 3 4
Interaktionen respektieren die Vertraulichkeit und Privatsphäre des Einzelnen? 1 2 3 4
Interaktionen zeigen Einfühlungsvermögen und Unterstützung? 1 2 3 4
Interaktionen sind validierend und bestätigend? 1 2 3 4
Interaktionen sind Ausdruck von Geduld und Akzeptanz? 1 2 3 4
Interaktionen verwenden eine auf die Person bezogene und inklusive Sprache? 1 2 3 4
Interaktionen reagieren sensibel auf Personen, die Auslöser/Traumareaktionen erleben? 1 2 3 4

14.3.2 Aktionsprotokoll[12]

Tab. 14.2: Aktionsprotokoll

Nächste Schritte	Zeitrahmen/verantwortliche Person(en)
Außenbereich:	
Wartebereich:	

12 auch abrufbar unter dem Kapitel »Zusatzmaterial zum Download«

Tab. 14.2: Aktionsprotokoll – Fortsetzung

Nächste Schritte	Zeitrahmen/verantwortliche Person(en)
Service- und Gemeinschaftsbereiche:	
Bäder/Toiletten/ Waschräume:	
Interaktion und Kultur der Belegschaft:	

(Quelle: Koury, S. P., Green, S. A. & Way, I. [2023]. Trauma-Informed Organizational Change Manual [S. 194]. Institute on Trauma and Trauma-Informed care. https://socialwork.buffalo.edu/trauma-manual)[13]

14.3.3 Die Traumainformiert-Skala

Der folgende Fragebogen kann verwendet werden, um die persönliche Wahrnehmung einer Institution von Angestellten beurteilen zu lassen. Der »TICS-10« ist eine reduzierte Version der Trauma-Informierten Klimaskala (Hales, T. et al., 2019), basierend auf den fünf TIC(Trauma-informed Care)-Prinzipien von Harris und Fallot (2001).
Anhand der folgenden Bewertungsskala[14] soll ausgewählt werden, inwieweit den folgenden Aussagen zugestimmt oder nicht zugestimmt wird.

1 = stimme überhaupt nicht zu
2 = nicht einverstanden (Übersetzung der Autorin)
3 = nicht sicher
4 = überwiegende Zustimmung (Übersetzung der Autorin)
5 = stimme voll und ganz zu (Übersetzung der Autorin)

13 Übersetzung: Dr. Gianfranco Zuaboni (Recovery College Bern), Prof. Dr. Michael Schulz (LWL-Klinikum Gütersloh), Nele Buschsieweke (LWL-Klinikum Gütersloh) und Dr. Jacqueline Rixe (Klinikum Bethel)
14 auch abrufbar unter dem Kapitel »Zusatzmaterial zum Download«

Wenn ich hier zur Arbeit komme, fühle ich mich emotional sicher.	1 2 3 4 5
Wenn ich mich bei der Arbeit aufrege, weiß ich, dass andere Mitarbeitende und Vorgesetzte es verstehen werden.	1 2 3 4 5
Ich bin mir nicht sicher, wem ich von meinen Mitarbeitenden, Vorgesetzten und Verwaltungsangestellten vertrauen kann.	1 2 3 4 5
Ich kann darauf vertrauen, dass meine Vorgesetzten mit allen Mitarbeitenden fair umgehen.	1 2 3 4 5
Ich habe das Gefühl, dass ich einen großen Einfluss auf meine Arbeitszufriedenheit habe.	1 2 3 4 5
Ich habe nicht viele Wahlmöglichkeiten, wenn es darum geht, meine Arbeit zu erledigen.	1 2 3 4 5
Meine Führungsperson hört nur auf ihre Lieblingsmitarbeitenden.	1 2 3 4 5
Die Verwaltung teilt Entscheidungen nicht mit dem übrigen Personal.	1 2 3 4 5
Dieser Organisation scheint sich nicht darum zu kümmern, ob die Mitarbeitenden das bekommen, was sie brauchen, um ihre Arbeit gut zu machen.	1 2 3 4 5
Das Personal wird nicht unterstützt, wenn es versucht, neue und bessere Wege zu finden, Dinge zu erledigen.	1 2 3 4 5

Auswertung

Bitte tragen Sie die gewählten Zahlenwerte zu den Fragen entsprechend in die untenstehende Liste ein. Bei den Fragen 3, 6, 7, 8, 9 und 10 drehen Sie bitten die Zahlenwerte um (1 = 5, 2 = 4, 3 = 3, 4 = 2, 5 = 1).

1 = ____________
2 = ____________
3 = ____________ = ____________
4 = ____________
5 = ____________
6 = ____________ = ____________
7 = ____________ = ____________
8 = ____________ = ____________
9 = ____________ = ____________
10 = ____________ = ____________

Nun addieren Sie bitte die Resultate miteinander.

Tab. 14.3: Auswertungstabelle TICS-10

TICS-10-Punktwert	Interpretation
40–50	Hohes Niveau an traumainformiertem Umfeld

Tab. 14.3: Auswertungstabelle TICS-10 – Fortsetzung

TICS-10-Punktwert	Interpretation
35–39	Moderates Niveau an traumainformiertem Umfeld
< 35	Niedriges Niveau an traumainformiertem Umfeld

(Quelle: Koury, S. P., Green, S. A. & Way, I. [2023]. Trauma-Informed Organizational Change Manual [S. 242]. Institute on Trauma and Trauma-Informed care. https://socialwork.buffalo.edu/trauma-manual)[15]

14.4 Systemübergreifende Zusammenarbeit

In diesem wichtigen Schlüsselbereich geht es darum, nicht nur das eigene System zu kennen, sondern auch die Organisationen, mit denen das eigene System kooperiert, zu verstehen. Das bedeutet, wir müssen uns mit der Logik anderer Systeme vertraut machen, die Sprache und das Wording erlernen und die entsprechende Institution in ihrer Arbeit als traumabewusst, traumainformiert, traumasensibel oder traumaspezifisch einordnen. Nur bei einer korrekten Einordnung wissen wir, was wir von der anderen Institution erwarten können und was nicht. Wir können Betroffene beim Übergang von einer Organisation zur anderen so unterstützen, dass sie sich dort zurechtfinden. Wenn sich eine betroffene Person z. B. dazu entscheidet eine Anzeige zu erstatten, dann ist es durchaus von Vorteil, wenn die Fachkräfte aus Schule, Klinik oder Behörden bereits in diesem Stadium konkrete Fragen beantworten können, die Möglichkeit einer psychosozialen Prozessbegleitung benennen und das Wording der Ermittlungsbehörden kennen. Andersherum ist es sicher hilfreich, wenn z. B. rechtsprechende Personen den Unterschied zwischen einer Psychotherapie und einer Traumatherapie kennen. Die Vorteile sind zahlreich. Die Arbeit und der Aufwand, die es bedürfen, oft ebenso.

Wenn sich eine Organisation zum Ziel setzt, traumainformiert zu sein, definiert sie neben den Zielen auch entsprechende Zwischenziele, wie z. B. das Anlegen einer Liste aller Kooperationspartner mit entsprechender Einordnung zu einer der vier traumainformierten Ebenen (► Kap. 14.4.1). Hierzu müssen unter Umständen gezielte Recherchen angestellt werden, um die korrekte Einordnung zu finden. Um möglichst viele Kooperationsorganisationen für die Idee der traumainformierten Arbeit zu gewinnen, können gemeinsame Fachtage das gegenseitige Interesse und das Verstehen anregen. Aus derartigen Veranstaltungen erwachsen oft wertvolle Netzwerke, die gemeinsam wirken können. Sind andere Organisationen noch nicht so weit in ihrer Entwicklung zur traumainformierten Versorgung, kann die

15 Übersetzung: Dr. Gianfranco Zuaboni (Recovery College Bern), Prof. Dr. Michael Schulz (LWL-Klinikum Gütersloh), Nele Buschsieweke (LWL-Klinikum Gütersloh) und Dr. Jacqueline Rixe (Klinikum Bethel)

eigene Arbeit als gutes Beispiel dienen, indem das Modell der Traumainformiertheit vorgelebt wird.

Bestenfalls überlegen Organisationen gemeinsam an den Schnittstellen der Kooperation, z. B. im Rahmen von regelmäßigen Kooperationstreffen, wie sie gemeinsam traumainformiert agieren können. So kann auch ein traumainformierter Veränderungsprozess gelingen.

Da die traumainformierte Idee in Deutschland noch sehr neu ist, befinden sich noch nicht viele Einrichtungen in einem traumainformierten Stadium. Umso wichtiger ist es, dass diejenigen, die sich bereits auf diesem Weg befinden, mit anderen Systemen eng zusammenarbeiten, um ein traumainformiertes Netzwerk zu schaffen. Hier ist das Denken über den eigenen Tellerrand hinaus gefragt. Eine einzelne Organisation kann größte Anstrengungen in diese Richtung unternehmen. Wirklich traumainformiert wird sie aber nur dann, wenn sie ein entsprechendes Netzwerk vorweisen kann. Das systemübergreifende Lernen und das gegenseitige Lernen stellen wichtige Grundlagen dazu dar. Ich selbst habe gemerkt, wie bereichernd es war, an Fortbildungsveranstaltungen mit einigen der Interviewpersonen aus diesem Buch teilzunehmen. Das dort erlangte Wissen hatte bereits kurze Zeit später entscheidenden Einfluss auf meine Arbeit und auf Patient:innen. Wir sollten grundsätzlich prüfen, was wir von den anderen Systemen nicht wissen und was wir von ihnen lernen können. Wir können Kooperationsorganisationen zu unseren Schulungen einladen und anbieten, dass wir in die jeweils andere Institution kommen, oder wir bitten um eine Schulung bezüglich der Systemlogik anderer.

Auch dieser Teil der traumainformierten Arbeit kann und sollte Teil der öffentlichen Absichtserklärung sein, die bereits im vorigen Abschnitt erwähnt wurde (► Kap. 13.1). Eine traumainformierte, branchenübergreifende Zusammenarbeit ist erreicht, wenn es innerhalb einer Organisation Mechanismen gibt, um branchenübergreifende Schulungen, Kommunikation und Zusammenarbeit mit den Kooperationsorganisationen zu fördern. Dies erfordert ein anhaltendes und nachhaltiges Engagement, sowohl bei der Pflege der Liste der Kooperationsorganisationen als auch bei der Modellierung der Zusammenarbeit, die häufig einem ständigen Wandel unterworfen ist.

14.4.1 Identifikation von Möglichkeiten traumainformierter Zusammenarbeit

Diese Liste kann helfen die bestehenden Kooperationsorganisationen systematisch zu erfassen und entsprechend ihres Grades an Traumainformiertheit einzuordnen. Hierüber lassen sich Möglichkeiten erarbeiten, wie der traumainformierte Veränderungsprozess als Netzwerk gelingen kann.

Tab. 14.4: Organisationsübergreifende Zusammenarbeit[16]

Kooperations-Organisation	Level des traumainformierten Ansatzes		Möglichkeiten der Zusammenarbeit und des gemeinsamen Lernens
	Traumainformiert	☐	
	Traumasensibel	☐	
	Traumaspezifisch	☐	
	Traumainformiert	☐	
	Traumasensibel	☐	
	Traumaspezifisch	☐	
	Traumainformiert	☐	
	Traumasensibel	☐	
	Traumaspezifisch	☐	
	Traumainformiert	☐	
	Traumasensibel	☐	
	Traumaspezifisch	☐	

(Quelle: Koury, S. P., Green, S. A. & Way, I. [2023]. Trauma-Informed Organizational Change Manual [S. 220]. Institute on Trauma and Trauma-Informed care. https://socialwork.buffalo.edu/trauma-manual)[17]

16 auch abrufbar unter dem Kapitel »Zusatzmaterial zum Download«

17 Übersetzung: Dr. Gianfranco Zuaboni (Recovery College Bern), Prof. Dr. Michael Schulz (LWL-Klinikum Gütersloh), Nele Buschsieweke (LWL-Klinikum Gütersloh) und Dr. Jacqueline Rixe (Klinikum Bethel)

15 Danksagung

Mein besonderer Dank geht an Thomas Kobsa, der mich stets gefördert und meine Mitarbeit an dem EU-Projekt zu »Trauma-informed Care« ermöglicht hat. Ohne ihn würde es dieses Buch nicht geben.

Auch möchte ich Svenja Heinrich danken, die mich in das EU-Projekt aufgenommen hat und seither mit ihrer Fachlichkeit und ihrem Engagement zu einer inspirierenden Kollegin geworden ist, die auch in Anschlussprojekten das Thema stets im Blick hat und voranbringt.

Ferner danke ich Samantha Koury von der University of Buffalo, sowie Gianfranco Zuaboni aus Basel für die freundliche Erlaubnis Inhalte aus dem Originalmanual, sowie aus der deutschsprachigen Übersetzung in diesem Buch nutzen zu dürfen.

Und nicht zuletzt geht mein Dank natürlich an alle in diesem Buch vertretenden Interviewten, die ihre Zeit und ihr Wissen mit mir geteilt haben und sich in ihren Bereichen für eine traumainformiertere Welt einsetzen.

Literaturverzeichnis

Böök, K. &. (2024). *Trauma und Justiz.* Schattauer.

Buckholtz, J. W., Treadway, M. T., Cowan, R. L. et al. (2010). Dopaminergic Network Differences in Human Impulsivity. *Science, 329*(5991), 532. https://doi.org/10.1126/science.1185778

Bundesamt für Migration und Flüchtlinge. (2024, 6. September). *Asylzahlen im August 2024.* bamf.de: https://www.bamf.de/SharedDocs/Meldungen/DE/2024/240906-am-asylzahlen-august-2024.html

Clemens, V., Köhler-Dauner, F., Keller, F. et al. (2022, 11. August). Adverse childhood experiences are associated with a higher risk for increased depressive symptoms during Covid-19 pandemic – a cross-sectional study in Germany. *BMC Psychiatry, 22*(1), 540. https://doi.org/10.1186/s12888-022-04177-7

Davidson, R. J., Ekman, P., Saron, C. et al. (1990). Approach-withdrawal and cerebral asymmetry: emotional expression and brain physiology. *Journal of Personality and Social Psychology, 58*(2), 330–341. https://doi.org/10.1037/0022-3514.58.2.330

Deutschsprachige Gesellschaft für Psychotraumatologie e.V. (2019, 19. Dezember). *Posttraumatische Belastungsstörung: S3 Leitlinie der DeGPT.* AWMF online. https://register.awmf.org/assets/guidelines/155-001l_S3_Posttraumatische_Belastungsstoerung_2020-02_1.pdf

Fischer, G., Riedesser, P. (2009). *Lehrbuch der Psychotraumatologie.* Ernst Reinhardt.

Franz, M. (2006). Traumatische Kindheit – ihre Folgen für das Erwachsenenleben. *Psychotherapie im Dialog,* 7(1), 83–88. https://doi.org/10.1055/s-2005-915424?urlappend=%3Futm_source%3Dresearchgate.net%26utm_medium%3Darticle

Hales, T. W., Green, S.A., Nochajski, T. H. (2019). Trauma-Informed Care Outcome Study. *Research on Social Work Practice, 29*(5), 529–539. https://doi.org/10.1177/1049731518766618

Hales, T., Kusmaul, N., Nochajski, T. (2017). Exploring the Dimensionality of Trauma-Informed Care: Implications for Theory and Practice. *Human Service Oranisations: Management, Leadership & Governance, 41*(3), 317–325. https://doi.org/10.1080/23303131.2016.1268988

Hales, T., Kusmaul, N., Sundborg, S. et al. (2019). The trauma-informed climate scale-10 (TICS-10): A reduced measure of staff perceptions of the service environment. *Human Service Organizations: Management, Leadership & Governance, 43*(5), 443–453.

Harris, M., Fallot, D. R. (2001). *Using trauma theory to design service systems. New directions for mental health services.* Jossey Bass. https://www.researchgate.net/publication/232450640_Using_trauma_theory_to_design_service_systems_New_directions_for_mental_health_services

Heim, C., Binder, E. B. (2012, Januar). Current research trends in early life stress and depression: review of human studies on sensitive periods, gene-environment interactions, and epigenetics. *Eperimantal Neurology, 233*(1), 102–111. https://doi.org/10.1016/j.expneurol.2011.10.032

Henning, S. (2025). Posttraumatische Belastungsstörungen verstehen, Ein Ratgeber für Betroffene und Helfende. Kohlhammer.

Koury, S. P., Green, S.A. & Way, I. (2023). *Trauma-Informed Organizational Change Manual.* Institute on Trauma and Trauma-Informed care. https://socialwork.buffalo.edu/trauma-manual

Krausz, M., Strehlau, V., Schütz, C. et al. (2013). Frühe Traumatisierung bei Menschen in Wohnungslosigkeit und Armut. *Trauma & Gewalt, 4,* 290–300.

Lukaschek, K., Baumert, J., Kruse, J. et al. (2013, April). Relationship between posttraumatic stress disorder and Type 2 Diabetes in a population-based cross-sectional study with 2970 participants. *Journal of Psychosomatic Research*, *74*(4), 340–345. https://doi.org/10.1016/j.jpsychores.2012.12.011

Mahlke, C., Krämer, U., Kilian, R. et al. (2015). Bedeutung und Wirksamkeit von Peer Support in der psychiatrischen Versorgung. *Nervenheilkunde*, *34*(04), 235–239. https://doi.org/10.1055/s-0038-1627580?urlappend=%3Futm_source%3Dresearchgate.net%26utm_medium%3Darticle

Muller, R. J. (1992). Is there a neural basis for borderline splitting? *Compr Psychiatry*, *33*(2), 92–104. https://doi.org/10.1016/0010-440x(92)90004-a

Preece, D. A., Mehta, A., Petrova, K. et al. (2023, März). Alexithymia and emotion regulation. *Journal of Affective Disorders*, 324, 232–238. https://doi.org/10.1016/j.jad.2022.12.065

Roth, G., Strüber, N. (2016). *Wie das Gehirn die Seele macht.* Klett-Cotta.

Steen, J. T., Senreich, E., Straussner, S. L. A. (2020). Adverse Childhood Experiences Among Licensed Social Workers. Families in Society, 102(2), 182–193. https://psycnet.apa.org/doi/10.1177/1044389420929618

Silberman, E. K., Weingartner, H. (1986). Hemispheric lateralization of functions related to emotion. *Brain and Cognition*, *5*(3), 322–353.

Spence, S., Shapiro, D., Zaidel, E. (1996). The role of the right hemisphere in the physiological and cognitive components of emotional processing. Psychophysiology. *Psychophisiology*, *33*(2) 112–122. https://doi.org/10.1111/j.1469-8986.1996.tb02115.x

Statistisches Bundesamt. (2023, August). *Kindeswohlgefährdungen 2022: Neuer Höchststand mit 4% mehr Fällen als 2021.* https://www.destatis.de/DE/Presse/Pressemitteilungen/2023/08/PD23_304_225.html

Sullivan, R. M., Gratton, A. (2002). Prefrontal cortical regulation of hypothalamic-pituitary-adrenal function in the rat and implications for psychopathology: side matters. *Psychoneuroendocrinology*, *27*(1–2), 99–114. https://doi.org/10.1016/s0306-4530(01)00038-5

Werner, E. (1992). Overcoming the Odds-High Risk Children from Birth to Adulthood. Cornell University Press.

WHO. (2022). ICD-11 Internationale Klassifikation der Krankheiten 11. Revision.

Witt, A., Sachser, C., Plener, P. L. et al. (2019). The Prevalence and Consequences of Adverse Childhood Experiences in the German Population. *Deutsches Ärzteblatt*, *116*(38), 635–642. https://doi.org/10.3238/arztebl.2019.0635

Zehner, A., Huber, T. (2018). Back to work mit Peer Support [Bachelorthesis]. ZHAW Zürcher Hochschule für Angewandte Wissenschaften. https://doi.org/10.21256/zhaw-2145

Zusatzmaterial zum Download

Die Zusatzmaterialien[18] können Sie unter folgendem Link herunterladen:

https://dl.kohlhammer.de/978-3-17-046069-0

18 Wichtiger urheberrechtlicher Hinweis: Alle zusätzlichen Materialien, die im Download-Bereich zur Verfügung gestellt werden, sind urheberrechtlich geschützt. Ihre Verwendung ist nur zum persönlichen und nichtgewerblichen Gebrauch erlaubt. Jede Verwendung außerhalb der engen Grenzen des Urheberrechts ist ohne Zustimmung des Verlags unzulässig und strafbar. Das gilt insbesondere für Vervielfältigungen, Übersetzungen, Mikroverfilmungen und für die Einspeicherung und Verarbeitung in elektronischen Systemen.

Anhang

Adressen, Websites, Broschüren

Betroffenenetzwerk Sexueller Missbrauch Schleswig-Holstein
Blinkfüür
kontakt@betroffenennetzwerk-sh.de
www.blinkfüür.de

Broschüre »Weil aus Worten Haltung spricht«
https://www.terminologie.ecpat.de/

Broschüre »Kinder schützen«
https://www.polizei-beratung.de/medienangebot/detail/44-kinder-schuetzen/

Broschüre »Eltern, Erziehungsberechtigte und gesetzliche Vertreter im Jugendstrafverfahren«:
https://jm.rlp.de/fileadmin/05/Publikationen/Broschueren/Jugendstrafverfahren.pdf

Broschüre »Praxisleitfaden zur Anwendung kindgerechter Kriterien für das Strafverfahren«
www.bmfsfj.de/bmfsfj/service/publikationen/praxisleitfaden-zur-anwendung-kindgerechter-kriterien-für-das-strafverfahren-193090

Bundesverband Frauenberatungsstellen und Frauennotrufe (bff)
Frauen gegen Gewalt e. V.
Petersburgerstraße 94
10247 Berlin
www.frauen-gegen-gewalt.de

Childhood-Haus Flensburg
Marienhölzungsweg 41
24939 Flensburg
Tel.: 0461 1466 2469
E-Mail: childhood-haus.flensburg@profamilia.de

ECPAT Deutschland e. V.
Arbeitsgemeinschaft zum Schutz der Kinder vor sexueller Ausbeutung
Alfred-Döblin-Platz 1
79100 Freiburg
Tel.: 0761/88792630
www.ecpat.de

Fachpublikation »Praxishinweise zum Verhältnis von Psychotherapie und Strafverfahren«
www.bmjv.de/SharedDocs/Publikationen/DE/Fachpublikationen/Praxishinweise_Psychotherapie.html

Informationen zum Kinderschutz
www.hamburg.de/go/familie

Opferschutzbeauftragte und Informationen rund ums Strafverfahren
www.hilfe-info.de

Rechtsmedizin und vertrauliche Spurensicherung
Information, Termine und Beratung
www.vertrauliche-spurensicherung-sh.de

Podcast »Entstörungsmeldungen – Wege aus der psychischen Krankheit« des Kinderkrankenhaus Wilhelmstift

https://open.spotify.com/show/3HDIbHdUFNCJk1Ha7cLztH

Psychosoziale Prozessbegleitung
www.bmj.de
www.hilfe-info.de

Web-App »Voll erwischt«:
https://www.mj.niedersachsen.de/startseite/aktuelles/presseinformationen/voll-erwischt-die-app-fur-junge-straftater-199284.html

www.institut-fuer-menschenrechte.de

www.soundswrong.de/

Kliniken

Schön Klinik Roseneck
Am Roseneck 6
83209 Prien am Chiemsee
08051 68–0

Asklepios Psychiatrie Niedersachsen GmbH
Asklepios Fachklinikum Tiefenbrunn
37124 Rosdorf
0551 5005–0

Uniklinik Köln
Klinik und Poliklinik für Psychiatrie, Psychosomatik und Psychotherapie des Kindes- und Jugendalters
Robert-Koch-Straße 10 (Gebäude 53)
50931 Köln
0221 478–6109

Universitätsklinikum Hamburg-Eppendorf
Klinik für Kinder- und Jugendpsychiatrie, -psychotherapie und -psychosomatik
Martinistraße 52
20246 Hamburg
040 7410–52230

Katholisches Kinderkrankenhaus Wilhelmstift
Liliencronstraße 130
22149 Hamburg
040 67377190

Evangelisches Klinikum Bethel Standort Bethel (Bielefeld)
Kantensiek 11
33617 Bielefeld
0521 772 77000

Universitätsklinikum Freiburg
Hugstetter Straße 55
79106 Freiburg im Breisgau
0761 270 0

Universitätsklinikum Würzburg
Oberdürrbacher Straße 6
97080 Würzburg
0931 201 0

Fachklinik für Junges Leben
Triftstraße 141a
23554 Lübeck
0451 4002 50400

www.klinikradar.de

Ambulante Therapieangebote für Betroffene

Ankerland e. V.
Löwenstraße 60
20251 Hamburg
040 46 86 396–16

KJ-Traumaambulanz für Opfer von Gewalttaten
Charité – Universitätsmedizin Berlin
Campus Virchow-Klinikum
Klinik für Psychiatrie, Psychosomatik und
Psychotherapie des Kindes- und Jugendalters
Augustenburger Platz 1
13353 Berlin
030 902 29 6207

Traumaambulanz für Kinder und Jugendliche
Wickenburgstraße 21
45147 Essen
0201 8707–450

Traumaambulanz Königslutter
Vor dem Kaiserdom 10
38154 Königslutter
05353 901095

Psychiatrische Institutsambulanz an der Universitätsklinik für Psychiatrie, Psychotherapie und Psychosomatische Medizin des Kindes- und Jugendalters Magdeburg
Birkenallee 34
39130 Magdeburg
0391 7913301

Psychiatrische Institutsambulanz für Kinder und Jugendliche in Hildburghausen und Meiningen
Eisfelder Straße 41
98646 Hildburghausen
036857760

Ambulanz für Kinder & Jugendliche des Klinikums Bremen-Ost
Züricher Straße 40
28325 Stadt Bremen
0421 408 2679

Ambulanz für Kinder- und Jugendpsychiatrie sowie -psychotherapie Neuss
Preußenstr. 84, Haus 7
41464 Neuss
0213152925200

Ambulanzzentrum Kiel
Psychiatrische Institutsambulanz
Kinder- und Jungendpsychiatrie und -psychotherapie
Niemannsweg 147, Haus Z1
24105 Kiel
0431 500–98471

Beratungsstelle für Gewalt- und Unfallopfer
Traumaambulanz
Marienburger Straße 2
50968 Köln (Marienburg)
0221 390903–12

DIPT – Deutsches Institut für Psychotraumatologie e. V.
Springen 26
53804 Much – NRW
0049 2245 919 40

Martin Gropius Krankenhaus Eberswalde – Traumaambulanz
Oderberger Str. 8
16225 Eberswalde
03334 53–0

Institutsambulanz der Abteilung für Kinder- und Jugendpsychiatrie, Psychosomatik und Psychotherapie Düsseldorf
Bergische Landstraße 2, Haus 22
40629 Düsseldorf
0221 922 4560

Psychiatrische Institutsambulanz der Kinder- und Jugendpsychiatrie Mühlhausen
Pfafferode 102
99974 Mühlhausen
03601 80–30

Kinder- und jugendpsychiatrische Institutsambulanz – kbo Heckscher-Klinikum
Deisenhofener Straße 28
81539 München
089 9999–1154

Weitere Ambulanzen unter:
www.projekt-hilft.de

Psychotherapie-Suchmaschinen und Webseiten:
http://www.degpt.de
https://www.therapie.de/therapeutensuche
https://psych-info.de
https://www.dptv.de/psychotherapie/psychotherapeutensuche/

Beratungsstellen

4Be TransSuchtHilfe
Hammer Landstraße 56
20537 Hamburg
Tel.:040–2000 10 5422
E-Mail: 4Be@therapiehilfe.de
www.therapiehilfe.de

Bundesweites Hilfetelefon
»Gewalt gegen Frauen«
Tel.: 116016
(kostenfrei, barrierefrei, mehrsprachig)
www.hilfetelefon.de

FRAUEN NOTRUF
Fachberatungsstelle für vergewaltigte Frauen und Mädchen
Beethovenstraße 60
22083 Hamburg
Tel.: 040/255566
www.frauennotruf-hamburg.de

Hilfetelefon Gewalt gegen Frauen
Tel.: 0800/0116016

Löwenherz Beratungsstelle für von häuslicher Gewalt betroffene Kinder- und Jugendliche
Marienstraße 29–31, Eingang Lilienstraße
24937 Flensburg
0461/90 92 644
Telefon mobil 0174–28 44 624
loewenherz.flensburg@profamilia.de
www.profamilia.de/flensburg-loewenherz

N.I.N.A. e. V.
Dänische Straße 3–5
24103 Kiel
Tel.: 0431/705 350 15 (Verwaltung)
Fax: 0431/705 350 18
mail@nina-info.de

»Wagemut« Beratungsstelle für von sexualisierter Gewalt betroffene Kinder- und Jugendliche und deren Angehörige
Marienstraße 29–31
24937 Flensburg
0461/90 92 630
flensburg-»Wagemut»@profamilia.de
www.profamilia.de/flensburg-»Wagemut«

www.hilfe-info.de

Weißer Ring e. V.
Bundesgeschäftsstelle
Weberstraße 16
55130 Mainz
Tel.: 06131/8303 0
E-Mail: info@weisser-ring.de
Internet: www.weisser-ring.de

www.wildwasser.de
www.hilfe-portal-missbrauch.de
www.dunkelziffer.de
www.zartbitter.de
www.allerleirauh.de/
www.frauenhaus-ffm.de/
www.frauen-helfen-frauen.eu/
www.frauenhelfenfrauen-wiesbaden.de/
www.frauen-helfen-frauen-tuebingen.de/

www.fhf-heidelberg.de/
www.fhf-aachen.de/
www.frauennotruf-hamburg.de/

Fortbildungsmöglichkeiten für Fachkräfte

Traumapädagogik und traumasensibles Arbeiten:
www.institut-berlin.de
www.institut-trauma-paedagogik.de
www.psychologie-weiterbildung.ibaf.de
www.ziff.de
www.weiterbildung.dhbw.de
www.zep-hh.de

Deeskalationsfortbildungen:
www.prodema-online.de
www.parttraining.de

Gesprächsführung/Haltung/Interaktion:
www.awp-berlin-online.de
www.awp-freiburg.de
www.awp-muenchen.de
www.hs-fulda.de
www.hs-fresenius.de
www.haw-hamburg.de
www.lwl-bildung.de
www.paritaetische-akademie-nrw.de
www.dgvt-fortbildung.de
www.sabrinahenning.de

Weiterführende Literatur

Böök, K., Sachsse, U. (2024). Trauma und Justiz: Juristische Grundlagen für Psychotherapeuten-psychotherapeutische Grundlagen für Juristen. Schattauer.

Henning, S. (2025). Posttraumatische Belastungsstörungen verstehen – Ein Ratgeber für Betroffene und Helfende. Kohlhammer.

Koury, S., Green, S.A., Way, I. (2023). Traumainformed Organizational Change Manual, University at Buffalo, School of Social Work. https://trauma-informed-california.org/wp-content/uploads/2019/07/Organizational-Change-Manual-ITTIC-2019-T-I-.pdf (deutsche Fassung erscheint voraussichtlich 2026 im Psychiatrie-Verlag)

Pülschen, S. (2022). Sexueller Kindesmissbrauch-Pädagogisches Handeln im Verdachtsfall. Kohlhammer.

Singh, S., Keream, M., Forghani-Arani, N., Studener-Kuras, R., Proyer, M. (2025). *Die Traumainformierte Schule.* Kohlhammer.

Stichwortverzeichnis